Richard von Krafft-Ebing

Neue Forschungen auf dem Gebiet der Psychopathia Sexualis

eine medizinisch-psychologische Studie

Verlag
der
Wissenschaften

Richard von Krafft-Ebing

Neue Forschungen auf dem Gebiet der Psychopathia Sexualis

eine medizinisch-psychologische Studie

ISBN/EAN: 9783957008862

Auflage: 1

Erscheinungsjahr: 2016

Erscheinungsort: Norderstedt, Deutschland

Hergestellt in Europa, USA, Kanada, Australien, Japan
Verlag der Wissenschaften in Hansebooks GmbH, Norderstedt

NEUE FORSCHUNGEN

AUF DEM GEBIET DER

PSYCHOPATHIA SEXUALIS.

EINE

MEDICINISCH-PSYCHOLOGISCHE STUDIE

VON

DR. R. v. KRAFFT-EBING,
O. Ö. PROF. F. PSYCHIATRIE U. NERVENKRANKHEITEN A. D. K. K. UNIVERSITÄT WIEN.

Zweite, umgearbeitete und vermehrte Auflage.

STUTTGART.
VERLAG VON FERDINAND ENKE.
1891.

Vorwort zur ersten Auflage.

Die folgenden Blätter enthalten eine Fortsetzung und Erweiterung der Studien des Verfassers auf dem Gebiet des krankhaften Sexuallebens. Sie erscheinen geeignet zu einer weiteren Klärung dieses noch so wenig erforschten Gebietes der Psychopathologie beizutragen und dürfen damit das Interesse des Naturforschers, des Arztes nnd des Psychologen beanspruchen. Da es sich um einen Versuch handelt, den schwierigsten medicinisch-psychologischen Fragen der Vita sexualis wie z. B. nach dem Grund seelisch sexueller Sym- und Antipathien, nach dem Wesen fetischistischer Phänomene näher zu treten, darf der Verfasser wohl auf die Nachsicht seiner Leser rechnen.

Als solche erhofft er ernste Vertreter wissenschaftlicher Forschung. Solchen gegenüber geziemt sich unumwundene Darlegung des Beobachtungsmaterials. Der vorwiegende Gebrauch technischer und nur dem Gelehrten verständlicher Ausdrücke entsprang dem Wunsch des Verfassers, ausschliesslich von Männern der Wissenschaft verstanden zu werden.

Der zweite Abschnitt dieser Schrift steht nur in losem Zusammenhang mit dem ersten. Gleichwohl erschien es dem Verfasser opportun, eine Serie neuer Fälle von conträrer Sexualempfindung der wissenschaftlichen Beurtheilung zu unterbreiten, insofern einzelne Beziehungen zu dem allgemeinen Thema des ersten Abschnitts bieten, andere ein ungewöhnliches wissenschaftliches Interesse für sich in Anspruch nehmen, alle aber geeignet sind, das Pathologische und Angeborene dieser merkwürdigen Form von Perversio sexualis in ein helles Licht zu stellen.

Diese fundamentale und für die künftige sociale und legale Beurtheilung der conträr Sexualen so wichtige Thatsache ist immer noch nicht allseitig klar erkannt und führt vielfach noch zu falscher Beurtheilung dieser Unglücklichen, indem man Thatsachen erworbener conträrer Sexualempfindung verallgemeinert und auf die Categorie der angeborenen Fälle irrthümlich überträgt. So geschieht es, dass man in Fehlern der Erziehung begründet vermeint, was doch Fehler der originären Veranlagung ist.

In diesem Sinne mögen die neuen Beobachtungen berichtigend und aufklärend wirken und zur Verbesserung des Looses höchst unglücklicher Mitmenschen, wahrer Stiefkinder der Natur, das Ihrige beitragen.

Wien, Oktober 1890.

Der Verfasser.

Vorwort zur zweiten Auflage.

Obwohl seit dem erstmaligen Erscheinen dieser kleinen Studie erst Monate verflossen sind und die inzwischen in 6. Auflage erschienene Psychopathia sexualis manche neue Thatsache auf dem Gebiet des Masochismus und des Sadismus bot, enthält vorliegende neue Auflage zahlreiche Beobachtungen, welche geeignet sein dürften, die Lehre von jenen psychosexualen Anomalien in ein helles Licht zu setzen und zu einem vorläufigen Abschluss zu bringen.

Jedenfalls sprechen sie zu Gunsten der Annahme, dass Masochismus und Sadismus als selbstständige und grundlegende Erscheinungen innerhalb der Pathologie der Vita sexualis aufzufassen sind.

Dementsprechend sind die Capitel des Masochismus und des Sadismus einer Umarbeitung unterzogen worden, die als Fortsetzung der in der 6. Auflage der Psychopathia sexualis unternommenen, fussend auf den in dieser niedergelegten Erfahrungen, zu bezeichnen sind.

Als neue Capitel erscheinen in der gegenwärtigen Auflage Studien über Fetischismus und den Wahn der Geschlechtsumwandlung.

Als in der 1. Auflage nicht enthaltene Beobachtungen sind die Beobachtungen **2. 3. 5. 6. 7.** 8. **9. 10. 11.** 12. **13. 14. 15.** 17. 18. 19. 20. 21. 22. sowie in der klinischen Casuistik die Beobachtungen **1. 2. 9. 10. 11. 12.** zu bezeichnen.

Die **fettgedruckten** Nummern entsprechen bisher noch nicht veröffentlichten Krankheitsfällen.

Herrn Dr. Moll in Berlin bin ich für die Ueberlassung mehrerer werthvoller Krankengeschichten zu besonderem Dank verpflichtet.

Wien, Mai 1891.

Der Verfasser.

Inhalt.

I. Ueber Masochismus und Sadismus.

1. Masochismus des Mannes.

Unter Masochismus — wie er zuerst in der 1. Auflage dieser Schrift, dann in der 6. Auflage meiner Psychopathia sexualis dargestellt wurde — verstehe ich eine eigenthümliche Perversion der psychischen Vita sexualis, welche darin besteht, dass das von derselben ergriffene Individuum in seinem geschlechtlichen Fühlen und Denken von der Vorstellung beherrscht wird, dem Willen einer Person des anderen Geschlechts vollkommen und unbedingt unterworfen zu sein, von dieser Person herrisch behandelt, gedemüthigt und misshandelt zu werden. Diese Vorstellung wird mit Wollust betont; der davon Ergriffene schwelgt in Phantasien, in welchen er sich Situationen dieser Art ausmalt, trachtet oft nach einer Verwirklichung derselben und wird durch diese Perversion seines Geschlechtstriebs in der Regel für die normalen Reize des anderen Geschlechts mehr oder weniger unempfänglich, zu einer normalen Vita sexualis unfähig — psychisch impotent. Es kommen freilich auch Fälle vor, in welchen neben der perversen Richtung des Triebs auch die Empfänglichkeit für normale Reize noch leidlich erhalten ist und nebenher ein geschlechtlicher Verkehr unter normalen Bedingungen stattfindet. In anderen Fällen wieder ist die Impotenz eine nicht rein psychische, sondern eine physische, i. e. spinale, da diese Perversion, wie fast alle anderen Perversionen des Geschlechtstriebs, nur auf dem Boden einer psychopathischen, meistens einer belasteten Individualität sich zu entwickeln pflegt, und solche Individuen in der Regel sich masslosen Excessen, besonders masturbatorischen, zu welchen sie die Schwierigkeit ihre Phantasien zu verwirklichen immer wieder hindrängt, von früher Jugend an hinzugeben pflegen.

Die Zahl der bis jetzt beobachteten Fälle von unzweifelhaftem Masochismus ist bereits eine recht grosse. Ob Masochismus neben einem normalen Geschlechtsleben vorkommt oder das Individuum ausschliesslich beherrscht, ob und inwieweit der von dieser Perversion Ergriffene eine Verwirklichung seiner seltsamen Phantasien anstrebt oder nicht, ob er seine Potenz dabei mehr oder weniger eingebüsst hat oder nicht — das Alles hängt nur vom Grade der Intensität der im einzelnen Falle vorhandenen Perversion und von der Stärke der ethischen und ästhetischen Gegenmotive sowie von der relativen Rüstigkeit der physischen und psychischen Organisation des Ergriffenen ab. Das für den Standpunkt der Psychopathie Wesentliche und das Gemeinsame aller dieser Fälle ist: die Richtung des Geschlechtstriebs auf den Vorstellungskreis der Unterwerfung unter und Misshandlung durch das andere Geschlecht.

Die folgende ausführliche Selbstbiographie eines Masochisten gibt eine erschöpfende Darstellung eines typischen Falles dieser seltsamen Perversion.

Beobachtung 1. Ich stamme aus einer Familie, deren Glieder theils durch ein unbändig leidenschaftliches, theils durch ein träumerisch schlaffes Wesen sich bemerkbar machen. Von einigen ist mir vollständige sexuelle Frigidität bekannt, andere sind äusserst sinnlich veranlagt. Fast alle sind seltsame Lebenswege gegangen. Viele haben schwere Verstösse gegen geltende Conventionen begangen, oder sich im Kampfe des Lebens zu schwach erwiesen. Mehrere sind im hohen Grade melancholisch verstimmt. Keiner hat sich ein Delikt zu Schulden kommen lassen. Keiner war ein Trinker. Geistige Erkrankung (Melancholie) ist nur in einem Falle vorgekommen.

Ich habe in meiner Jugend für ein begabtes, aber träges Kind gegolten. Meine Arbeitslust war nur selten anhaltend, meine Arbeitskraft leicht erschöpft. Ich war meistens sanft und leicht lenkbar, mitunter jähzornig.

Meine Phantasie war von jeher ungemein lebhaft und sehr früh auf sexuelle Dinge gerichtet. Dabei war ich, soweit ich mich zurückerinnern kann, lange vor dem Eintritt der Pubertät, der Onanie sehr stark ergeben. Ich erinnere mich, dass ich oft in Gegenwart anderer Personen in aller Naivität durch Reiben meiner Geschlechtstheile an einem Sessel, auf dem ich rittlings sass, mir wollüstige Gefühle und Empfindungen verschafft habe. Meine Gedanken waren in stundenlangem Brüten auf den Verkehr mit dem weiblichen Geschlecht gerichtet. Aber die Beziehungen, in die ich mich dabei zum anderen Geschlechte setzte, waren ganz seltsamer Art. Ich stellte mir nämlich vor, dass ich in der Gefangenschaft, in der unumschränkten Macht einer Frau sei und dass diese Frau ihre Macht dazu benütze, mich auf jede mögliche Weise zu quälen und zu misshandeln. Dabei spielten namentlich Schläge und Hiebe in meiner Phantasie eine grosse Rolle, aber auch noch eine ganze Reihe anderer Handlungen und Situationen, welche alle ein Verhältniss der Knechtschaft und Unterwerfung ausdrückten. Ich sah mich vor meinem Ideal stets auf den Knieen liegen, wurde mit Füssen getreten, mit Ketten beladen und in Kerker gesperrt. Schwere Leiden aller Art wurden mir zur Probe meines Gehorsams und zur Belustigung meiner Herrin auferlegt. Je ärger ich gedemüthigt und misshandelt wurde, desto mehr schwelgte ich in diesen Vorstellungen. Daneben entstand bei mir eine grosse Vorliebe für Sammt und für Pelzwerk, die ich immer zu berühren und zu streicheln trachtete, und die in mir gleichfalls Erregungen geschlechtlicher Natur hervorriefen.

Ich erinnere mich deutlich, als Kind mehrere wirkliche Züchtigungen, auch von weiblicher Hand, erhalten zu haben. Niemals war damit eine andere Empfindung als Schmerz und Scham verbunden; nie ist es mir eingefallen, solche Wirklichkeiten mit meinen Phantasien in Zusammenhang zu bringen. Die Absicht, mich gerecht zu strafen und mich zu bessern, erschütterte mich schmerzlich, während ich bei meinen Phantasiegebilden eine Absicht voraussetzte, sich an meinen Leiden und Demüthigungen zu weiden, die mich entzückte Ebensowenig habe ich je die Leitung und die Befehle weiblicher Personen, die mich zu beaufsichtigen hatten, zu meinen Phantasien in Beziehung gebracht.

Früh trat bei mir die Pubertät ein, und ich erinnere mich noch an den Schrecken, den ich bei meiner ersten Pollution empfand, die ich für eine Folge meiner masturbatorischen Praktiken hielt. Trotzdem onanirte ich ununterbrochen weiter, jetzt mit gesteigertem Vergnügen und oft mit mehrmaliger Ejaculation an einem Tage. Es war mir früh gelungen, die Wahrheit über die normale Beziehung der Geschlechter zu entdecken; aber diese Entdeckung liess mich vollkommen kalt. Die Vorstellung sinnlicher Genüsse blieb an die Bilder geknüpft, mit denen sie vom Anfang an verbunden war. Ich hatte zwar auch den Wunsch, weibliche Geschöpfe zu betasten, zu umarmen und zu küssen; die höchsten Freuden erwartete ich aber nur von ihren Misshandlungen und von solchen Situationen, in denen sie mich ihre Macht fühlen liessen. Ich hatte bald das Bewusstsein, anders zu sein als andere Menschen, und war am liebsten allein, um meinen Träumen nachzuhängen. Wirkliche Mädchen und Frauen interessirten mich in meinen Knabenjahren nur wenig, da ich gar keine Möglichkeit sah, sie in der von mir gewünschten Weise in Thätigkeit treten zu sehen. Auf einsamen Wegen im Walde geisselte ich mich mit von Bäumen herabgefallenen Zweigen und liess meine Einbildungskraft dabei in gewohntem Sinne spielen. Im Anblick von Bildern gebieterischer Frauengestalten schwelgte ich, namentlich dann, wenn sie, z. B. als Königinnen, einen Pelz trugen. In allerlei Lektüren suchte ich Beziehungen zu meinen Lieblingsvorstellungen. Rousseau's „Confessions“, die mir damals in die Hände fielen, boten mir eine grosse Entdeckung. Ich fand einen Zustand geschildert, der in wesentlichen Punkten dem meinigen glich. Noch mehr erstaunte ich über die Uebereinstimmung mit meinen Ideen, als ich Sacher-Masoch's Schriften kennen lernte. Ich verschlang sie alle mit Begierde, obwohl die blutrünstigen Scenen oft weit über meine Phantasien hinausgingen und dann meinen Abscheu erregten. Später begann ich, um neue Nahrung für meine Phantasie zu haben, selbst schriftliche

Schilderungen von erotischen Scenen in meinem Geschmacke zu entwerfen und Zeichnungen von Situationen auszuführen, die ich mir bis jetzt innerlich ausgemalt hatte. Nach und nach erwarb ich darin eine gewisse Geschicklichkeit. Dergleichen wurde jedesmal als Hilfsmittel zu einem onanistischen Akt benützt und dann verbrannt. Dabei war mir die Wirklichkeit noch immer gleichgültig. In Gegenwart eines weiblicheu Wesens war mir jede sinnliche Regung fremd. Höchstens kam beim Anblick eines weiblichen Fusses mir flüchtig der Wunsch, von ihm getreten zu werden.

Diese Gleichgiltigkeit bezog sich indessen nur auf das rein sinnliche Gebiet. Während meiner späteren Knaben- und ersten Jünglingsjahre erfasste mich oft eine schwärmerische Neigung für junge Mädchen meiner Bekanntschaft, mit allen oft geschilderten Extravaganzen dieser jugendlichen Regungen. Dabei aber fiel mir niemals ein, die Welt meiner sinnlichen Gedanken mit diesen reinen ldealen in Beziehung zu setzen. Ich hatte eine solche Gedankenverbindung nicht einmal zurückzuweisen; sie tauchte gar nicht auf. Das ist um so merkwürdiger, als mir meine wollüstigen Phantasien wohl als sehr seltsam und unrealisirbar, aber durchaus nicht schmutzig und verwerflich erschienen. Auch diese waren für mich eine Art von Poesie; es blieben aber zwei getrennte Welten: Dort war mein Herz, oder vielmehr meine ästhetisch angeregte Phantasie, hier meine sinnlich entzündete Einbildungskraft. Während meine „erhabenen“ Gefühle immer ein bestimmtes junges Mädchen zum Gegenstaude hatten, sah ich mich zu anderen Stundeu zu den Füssen einer r e i f e n Frau, die mich wie oben geschildert behandelte. Diese Rolle theilte ich jedoch niemals einer mir bekannten Dame zu. Auch in den Träumen meines Schlafs erschienen die beiden Kreise erotischer Vorstellungen mit einander abwechselnd, aber nie verschmelzend. Nur die Bilder des sinnlichen Kreises riefen Pollutionen hervor.

Dabei onanirte ich immer fort. Ich begann an Kopfschmerzen zu leiden und musste meine Studieu wiederholt unterbrechen. Ich kämpfte gegen meine Onanie an, weil ich sie für schädlich, nicht weil ich sie für lasterhaft oder unsauber hielt, trotz meiner damaligen Feinfühligkeit in moralischen und ästhetischen Fragen. Nach kürzereu oder längeren Pausen fiel ich immer in die alte Gewohnheit zurück.

In meinem 19. Jahre wurde ich in die Fremde geschickt. Mein Charakter war kindisch-unfertig. Ich war vollständig willenlos, im höchsten Grade schüchtern und unbeholfen. Ich wurde ein Spielball in den Händen meiner zufälligen Genossen und die Zielscheibe ihres Spottes, wurde von ihnen zu gemeineu Genüssen und Vergnügungen geschleppt, die mich anwiderten und langweilten. Da ich in geschlechtlichen Dingeu mich für ganz unerfahren erklären musste, so sollte ich eingeweiht werden. Sie schleppten mich zu Prostituirten. Ich empfand nichts als Widerwillen und Abscheu und lief sobald als möglich davon, ohne auch nur die mindeste sinnliche Regung empfunden zu haben. — Später wiederholte ich den Versuch aus eigener Initiative, um mich zu überzeugen, ob ich geschlechtlich leistungsfähig sei, da ich über den ersten ganz unerwarteten Misserfolg sehr betrübt war. Das Resultat war immer dasselbe: Ich empfand keine Spur von Erregung und hatte nicht die mindeste Erection. Es war mir zunächst nicht möglich, ein wirkliches Weib als Gegenstand sinnlicher Befriedigung zu betrachten. Ferner konnte ich nicht auf die Umstände und Situationen verzichten, die für mich die Hauptsache in sexualibus ausmachten und von denen ich doch um keinen Preis ein Wort gesagt hätte. Die immissio penis, die ich vornehmen sollte, erschien mir als ein ganz unsinniger und schmutziger Akt. Erst in zweiter Reihe traten zu diesen Umständen mein Widerwille gegen gemeine Frauenzimmer und die Furcht vor Ansteckung.

In der Einsamkeit ging indessen mein geschlechtliches Leben in der alten Weise fort So oft meine alten Phantasiebilder auftauchten, traten kräftige Erectionen ein und ich provocirte fast täglich Ejaculationen. Bei meiner Arbeit war ich im höchsten Grade unlustig und untüchtig. — Ich hielt mich jetzt für impotent, trotz der kräftigen Erectionen und der heftigen Begierde, wenn ich allein war. Ich unterwarf mich zweimal einer lokalen Behandlung mittels Elektricität und einmal einer solchen mit Sonden und Aetzmitteln. Ich bildete mir ein, an Spermatorrhoe zu leiden, was wahrscheinlich nie der Fall war. — Durch diese Curen wurde mein Verhalten den Weibern gegenüber nicht im Mindesten geändert. Trotzdem setzte ich meine Experimente mit Prostituirten in Zwischenräumen fort. Mit der Zeit streifte ich meine Schüchternheit und theilweise den Widerwillen gegen das Berühren des Gemeinen ab; ich blieb aber trotzdem vollständig kalt. Dabei begann aber im Laufe meiner zwanziger Jahre meine physische Potenz wirklich abzunehmen, indem die Erectionen auch bei meinen Phantasien schwächer und kürzer wurden. Meine Libido blieb aber ungemindert und die alten Vorstellungen behielten ihre Herrschaft über mich. Nach und nach stellten sich immer deutlicher neurasthenische Zustände ein: Kopfdruck, Verstimmung, geistige Erschöpfung und gestörter Schlaf. Meine Leistungsfähigkeit nahm ab.

Zugleich fand aber, nachdem ich mit fortschreitendem Alter meine Menschenscheu und meinen Hang zur Träumerei etwas überwunden hatte, in meinem sexuellen Denken insofern eine Annäherung an das Normale statt, als ich jetzt anfing, mein Interesse wirklichen Personen zuzuwenden. Es gelang mir sogar, sinnliche Wünsche an weibliche Personen meiner Bekanntschaft zu knüpfen, ohne dabei meine sonderbaren Ideen aus dem andern Kreise mit herüberzunehmen. So knüpfte ich einige Tändeleien mit anständigen Mädchen an. Es kam zu Umarmungen und Küssen, die Begierde regte sich, aber die Kraft nicht, oder doch zu schwach, als dass ich mich für potent unter normalen Umständen hätte halten können. Mein Lauern auf die Regungen meiner Geschlechtskraft war natürlich nicht geeignet, diese zu fördern. So brach ich das Verhältniss jedesmal tiefbeschämt wieder ab.

Dabei ging mein altes Treiben immer fort. Ich war noch immer sehr eifriger Onanist, wenn auch mit verminderter Kraft. Meine Phantasien genügten mir aber nicht mehr ganz. Ich fing jetzt an, auf der Strasse den Weibern, anständigen und anderen, nachzulaufen, namentlich im Winter solchen, die Sammt und Pelzwerk trugen; ich folgte oft den Prostituirten in ihre Wohnungen und liess mich von ihnen onanisiren. Ich meinte dabei immer ein reelleres Vergnügen zu finden, als bei meinen Gedankenschwelgereien, fand aber ein geringeres. Wenn das Weib sich auszog, folgte mein Interesse den Kleidern. Die leeren Gewänder haben mich nie stark angezogen, doch mehr als das nackte Weib. Der eigentliche Gegenstand meines Interesses war das bekleidete Weib. Dabei spielten Sammt und Pelz die erste Rolle, aber auch jeder andere Gegenstand der Bekleidung zog mich an und namentlich die Gestalt, wie sie durch Schnürung der Taille, Bauschen der Röcke etc. bestimmt wurde. Am nackten Körper hatte ich kaum je ein anderes Interesse als bestenfalls ein ästhetisches.

Von meinen sonderbaren Gelüsten wagte ich noch immer nicht zu reden.

Gegen mein 30. Lebensjahr steigerten sich meine neurasthenischen Zustände sehr bedeutend. Es trat eine schwere habituelle Verstimmung ein und endlich eine förmliche Melancholie mit starken Angst- und Beklemmungsgefühlen und Hallucinationen. Ich blieb indessen besonnen und nach Aussen wurde nichts bemerkbar. Von diesem Höhepunkte an haben sich die Dinge langsam wieder gebessert.

Meine Vita sexualis habe ich indessen in der alten Weise fortgesetzt. Ich überwand schliesslich auch meine letzte Scheu und liess mich eines Tages, um meine Träume zu realisiren, von einer Prostituirten flagelliren. Der Effekt war eine grosse Enttäuschung. Was da mit mir geschah, war für meine Empfindung roh, widerlich abstossend und lächerlich zugleich. Die Schläge verursachten mir nur Schmerz, die sonstige Situation Widerwillen und Beschämung. Trotzdem erzwang ich mechanisch eine Ejaculation, wobei ich mit Hilfe meiner Phantasie die wirkliche Situation in die von mir ersehnte umdichtete. Diese — die eigentlich erwünschte Situation — unterschied sich von der herbeigeführten wesentlich dadurch, dass ich mir ein Weib vorstellte, das mir die Misshandlung mit derselben Lust geben sollte, als ich sie von ihr empfangen wollte.

Auf der Voraussetzung einer solchen Gesinnung des Weibes, eines tyrannischen, grausamen Weibes, dem ich mich unterwerfen wollte, waren alle meine sexuellen Phantasien aufgebaut. Die Handlung, die das Verhältniss ausdrückte, war mir nebensächlich. Mir wurde jetzt erst, nach dem ersten Versuch einer unmöglichen Verwirklichung, ganz klar, worauf mein Sehnen eigentlich gerichtet war. Ich hatte freilich in meinen wollüstigen Träumen sehr oft von allen Misshandlungsvorstellungen abstrahirt, und mir nur ein gebieterisches Weib und etwa eine imperative Geberde, ein befehlendes Wort, einen Kuss auf ihren Fuss oder dergleichen vorgestellt; aber jetzt erst kam mir völlig zum Bewusstsein, was mich eigentlich anzog, und dass die Flagellation nur das stärkste Ausdrucksmittel der Hauptsache und ganz nebensächlich war.

Trotz dieser Enttäuschung gab ich die Versuche, meine erotischen Vorstellungen in die Wirklichkeit zu übertragen, nicht auf, nachdem der erste Schritt gethan war. Ich vertraute darauf, dass meine Phantasie, wenn einmal an die neue Wirklichkeit gewöhnt, in ihr Nahrung zu stärkeren Leistungen finden werde. Ich suchte zu meinem Zweck möglichst geeignete Weiber und instruirte sie sorgfältig zu einer complicirten Comödie. Dabei erfuhr ich auch gelegentlich, dass mir der Weg von gleichgesinnten Vorgängern vorbereitet war. Der Werth dieser Comödien für die Wirkung meiner Phantasiebilder auf meine Sinnlichkeit blieb problematisch. Was mir diese Handlungen und Geberden leisteten, um mir Nebenumstände der erwünschten Situation lebhafter vorzustellen, das nahmen sie mir oft an der Hauptsache wieder weg, die meine Phantasie allein — ohne das Bewusstsein einer bestellten groben Täuschung — leichter vor mich hinzaubern konnte. Die körperliche Empfindung unter den mannigfaltigen Misshandlungen war wechselnd. Je besser die Selbsttäuschung gelang, desto mehr wurde der Schmerz als Lust empfunden.

Oder vielmehr: Die Misshandlung wurde dann vom Bewusstsein nur als symbolischer Akt aufgefasst. Daraus entstand die Illusion der ersehnten Situation, die zunächst von lebhafter psychischer Lustempfindung begleitet war. Diese Lust strahlte aber dann in wollüstigen physischen Empfindungen über den ganzen Körper aus und dadurch wurde die Perception der Schmerzqualität der Misshandlung aufgehoben. Aehnlich, aber einfacher, weil ganz auf psychischem Gebiet, war der Vorgang bei den moralischen Misshandlungen, den Demüthigungen, denen ich mich unterwarf. Auch diese wurden mit Lust betont, wenn die Selbsttäuschung eben gelang. Sie gelang aber selten gut und nie vollkommen. Es blieb immer ein störendes Element im Bewusstsein. Deshalb kehrte ich dazwischen immer wieder zur einsamen Onanie zurück. Uebrigens war auch im anderen Falle der Schluss des ganzen Aktes gewöhnlich eine durch Onanie provocirte Ejaculation, manchmal eine solche ohne mechanische Nachhilfe.

So trieb ich es eine ganze Reihe von Jahren bei abnehmender Potenz, aber wenig verminderter Begierde und ungeschwächter Gewalt meiner seltsamen geschlechtlichen Vorstellung über mich. Und so ist der Zustand meiner Vita sexualis auch noch in der Gegenwart. Der Coitus, den ich nie zu Stande gebracht habe, erscheint meiner Vorstellung noch immer wie einer jener seltsamen und unsauberen Akte, die ich aus den Darstellungen geschlechtlicher Verirrungen kenne. Meine eigenen geschlechtlichen Vorstellungen erscheinen mir natürlich und beleidigen meinen sonst empfindlichen Geschmack nicht im Mindesten. Ihre Verwirklichung lässt mich freilich, wie oben dargestellt ist, aus verschiedenen Gründen ziemlich unbefriedigt. An hübschen Mädchen und Frauen der anständigen Welt habe ich Gefallen, lasse mich aber längst nicht mehr näher mit ihnen ein. Eine direkte, eigentliche Verwirklichung meiner geschlechtlichen Phantasie habe ich niemals, auch nicht andeutungsweise erreicht. So oft ich zu weiblichen Wesen in nähere Beziehung getreten bin, habe ich den Willen des Weibes dem meinigen unterworfen gefühlt, nie umgekehrt. Ein Weib, das Herrschgelüste innerhalb der geschlechtlichen Beziehungen manifestirt, habe ich niemals begegnet. Frauen, die im Hause regieren wollen und sogenanntes Pantoffelheldenthum sind etwas von meinen erotischen Vorstellungen ganz Verschiedenes.

Ausser der Perversion meiner Vita sexualis bietet meine Gesammtpersönlichkeit noch viel Abnormes. Ich glaube mich im Besitze eines richtig funktionirenden Intellects, fühle mich aber in meinem Empfinden und Wollen von krankhaften Elementen überwuchert. Aus dem Untergrunde einer ängstlichen Verstimmung tauchen ganze Reihen von Zwangsvorstellungen auf, die mich zu lästigen und lächerlichen Handlungen treiben. Ein unbestimmtes Gefühl drohender Gefahren für mich und Andere wird mit einem ganzen System symbolischer Schutzmassregeln bekämpft und eine unbekannte Macht mit Opfern an Bequemlichkeit versöhnt. Daraus ist eine förmliche Religion geworden, deren complicirten Ritus ich von früher Jugend an befolge, ohne damit jemals deutliche Vorstellungen zu verbinden. Meine sonderbarste Zwangsvorstellung ist vielleicht der Trieb, die logische Operation der Division ohne Veranlassung und Zweck vorzunehmen. Dann bemühe ich mich, eine beliebige Reihe von

Dingen, z. B. meine sämmtlichen Bekannten, in ein übersichtliches System zu bringen, mittels möglichst klarer Eintheilungsgründe und gleichzeitig in möglichst symmetrischem Aufbau der Gruppen. Ja, diese Sucht hat sich einmal den Vorstellungskreis meiner sexuellen Phantasien zum Objekt genommen, und ich habe mich wochenlang abgemüht, alle erdenklichen Misshandlungen und Demüthigungen, die ein Mann von einem Weibe erleiden könnte, in schön gegliederte Gruppen einzureihen, in formal vollendete Klassen und Unterklassen zu ordnen, die mit römischen und arabischen Ziffern, mit grossen und kleinen Buchstaben bezeichnet wurden. Dabei bin ich sonst frei von Pedanterie. Die Zwangshandlung der Gruppirung von Vorstellungen dürfte ursprünglich aus einer Furcht, zu vergessen oder die Uebersicht zu verlieren, entstanden sein. Die Intensität aller meiner Zwangsvorstellungen nimmt mit neurasthenischen Zuständen ab und zu; sie haben mich aber nie ganz verlassen.

Ich beschäftige mich gelegentlich gerne mit abstracten Fragen und verwickelten Problemen; aber mit ebensoviel Vergnügen kann ich stundenlang in einem Sand- oder Schneehaufen Bauten aufführen wie ein Kind. Auch äussere Anerkennung lockt mich wenig, denn meine ausschweifende Phantasie hemmt auch hier mein Handeln. Sie hat mir von jeher Ehre und Auszeichnung, Macht und Besitz in einer Fülle und Klarheit zum Genusse dargeboten, gegen die jede mühsam errungene Wirklichkeit weit zurückbleiben dürfte. So wird von mir auch Eitelkeit und Ehrgeiz, die stark entwickelt sind, onanistisch befriedigt. Der rasche Flug der Phantasie in verschiedene Lieblingsgebiete war bei mir immer mit dem trägen Gang der Vorstellung auf den Wegen, auf denen mich die Wirklichkeit festhielt, verbunden. Auch damals, als die tiefe melancholische Störung hemmend in den Ablauf aller sonstigen Gehirnthätigkeit eingriff und jede kleinste Leistung mir zur Qual wurde, da war meine Einbildungskraft kaum weniger lebhaft, jedoch meistens mit düsteren Bildern beschäftigt.

Ich bin noch immer menschenscheu und gerne allein. Zahlreiche Gesellschaft und lärmendes Vergnügen sind mir verhasst. Conflikten gehe ich aus dem Wege, auf Kosten meiner Interessen und auch auf Kosten meiner Würde. Indessen habe ich mit der Zeit, durch Schaden erzogen, doch eine grössere Festigkeit und Selbstständigkeit des Charakters mühsam erworben und ich bin nicht mehr passiv jedem Einfluss preisgegeben wie in meiner Jugend. Mein Charakter ist somit nicht mehr weibisch; er ist aber auch nicht männlich und activ geworden. Er ist gewissermassen intransitiv und neutral. — Mein physischer Muth gegen Menschen und Thiere ist äusserst gering; dagegen bin ich Elementargefahren gegenüber durchaus nicht ängstlich.

Der Gefühlston meiner Beziehungen zu nahe stehenden Personen, sowie der meiner allgemeinen altruistischen Gefühle — Mitleid, Mitfreude, Rechtsgefühl — trägt die Spuren meiner allgemeinen Ermüdung. Ich scheue den Affekt und bin weit leichter schmerzlich als freudig erregt. Auf Eingriffe in mein Gemüthsleben reagire ich schwach, aber fein. Das Gefühl ist bei mir theils durch die allgemeine Anspannung und häufige schmerzliche Erregung geschwächt, theils aus Furcht vor neuer Verletzung tief zurückgedrängt.

Der Verfasser dieser Autobiographie machte mir ferner noch folgende Mittheilungen:

„Es war stets mein eifriges Bestreben, zu erfahren, ob die seltsamen Vorstellungen, welche mich in geschlechtlicher Beziehung beherrschen, auch bei anderen Männern vorkommen und seit den ersten Mittheilungen hierüber, die mir zufällig zu Ohren kamen, habe ich überall darnach geforscht. Freilich ist, da es sich hier eigentlich um einen Vorgang im Inneren der Vorstellungswelt handelt, die Constatirung nicht leicht und nicht überall sicher. Ich nehme Masochismus da an, wo ich perverse Handlungen im sexuellen Verkehr finde, die ich nicht anders als durch diese dominirende Idee erklären kann. Ich halte diese Anomalie für eine sehr verbreitete.

Von einer ganzen Reihe von Prostituirten hier in Berlin und in Wien habe ich Berichte hierüber gehört und so erfahren, wie zahlreich meine Leidensgenossen sind. Immer gebrauche ich die Vorsicht, nicht etwa selbst Geschichten zu erzählen und zu fragen, ob diese ihnen vorgekommen sind, sondern ich liess diese Personen ihre Erlebnisse pêle-mêle erzählen.

Einfache Flagellation ist so verbreitet, dass fast jede Prostituirte darauf eingerichtet ist. Aber auch Fälle von unzweifelhaftem Masochismus sind äusserst häufig. Die Geschichte ist immer dieselbe:

Demüthiges Niederwerfen des Mannes, Fusstritte, Befehle, eingelernte drohende und beschimpfende Reden, dann Flagellation, Schläge auf die verschiedensten Körpertheile und alle möglichen Misshandlungen, Blutigstechen mit Nadeln und dergl. Die Scene endet manchmal mit dem Coitus, öfter mit Ejaculation ohne solchen. Zweimal haben mir solche Prostituirte schwere Eisenketten mit Handschellen, welche ihre Kunden anfertigen und sich anlegen liessen, dann die getrockneten Erbsen, auf welchen sie knieen etc. gezeigt. Selbst die Procedur des Henkens wird nachgeahmt und eben rechtzeitig unterbrochen. Bei allen diesen Dingen ist die Symbolik des Unterwerfungsverhältnisses Hauptsache. Das Weib wird gewöhnlich „Herrin“ genannt, der Mann „Sklave“

Ein Mann in hervorragender Stellung hat, als Bedienter gekleidet, auf dem Kutschbock des Wagens seiner Maitresse Fahrten mitgemacht. Hierin dürfte eine bewusste Nachahmung „der Venus im Pelz“ vorliegen. Ueberhaupt scheint mir, dass die Schriften des Sacher-Masoch viel zur Entwickelung dieser Perversion bei Disponirten beigetragen haben. Eigenthümlich ist es, dass die ganz unerklärliche Schwärmerei für Pelzwerk sich sehr oft mit dieser Perversion verbindet. Sie ist auch, gleichwie die für Sammt, von frühester Jugend auf mir eigen.

Bei all diesen Comödien mit Prostituirten handelt es sich bei dem Masochisten um ein kümmerliches Surrogat. Ob es eine Verwirklichung masochistischer Träume in einem Liebesverhältniss gibt, weiss ich nicht.

Wenn die Sache vorkommt, so ist sie jedenfalls äusserst selten, weil die Geschmacksrichtung beim Weibe (Sadismus des Weibes, wie ihn Sacher-Masoch schildert) sehr selten zu finden sein dürfte und der Aeusserung sexueller Abnormitäten beim Weibe obendrein noch grössere Hindernisse der Scham etc. entgegenstehen als beim Manne. Ich selbst habe niemals das leiseste Anzeichen eines Entgegenkommens dieser Art bemerkt und keinen Versuch einer wirklichen Realisirung meiner Phantasien machen können. Einmal hat mir ein

Mann seine masochistische Perversion anvertraut und behauptet, sein Ideal gefunden zu haben."

Im vorstehenden Falle der Beobachtung 1 diente dem von der Perversion des Masochismus Beherrschten als Ausdruck der von ihm ersehnten Situation der Unterwerfung unter das Weib hauptsächlich die passive Flagellation. Das gleiche Mittel wird von einer grossen Zahl von Masochisten benutzt. Vergl. Psychopathia sexualis 6. Auflage, Beobachtung 41, 42, 43 u. a.

Nun ist aber passive Flagellation ein Vorgang, welcher bekanntlich geeignet ist, durch mechanische Reizung der Gesässnerven reflektorisch Erectionen auszulösen. Diese Wirkung der Flagellation wird von geschwächten Wüstlingen dazu benützt, ihrer gesunkenen Potenz durch diese Procedur nachzuhelfen und diese Perversität — nicht Perversion — ist eine ungemein häufige.

Es ist deshalb geboten, zu untersuchen, in welchem Verhältnisse die passive Flagellation der Masochisten zu jener psychisch nicht perverser aber physisch geschwächter Wüstlinge steht.

Dass Masochismus etwas wesentlich Anderes und Umfassenderes sei als blosse Flagellation und diese vielmehr Beiwerk, eines der vielen Mittel zum Zweck masochistischer Befriedigung im Sinne einer Unterwerfung unter das Weib, dürfte nicht schwer zu erweisen sein.

Für den Masochisten ist die Unterwerfung unter das Weib die Hauptsache, die Misshandlung nur ein Ausdrucksmittel für dieses Verhältniss und die stärkste Einwirkung, die er erleiden kann. Die Handlung hat für ihn symbolischen Werth und ist Mittel zum Zweck seelischer Befriedigung im Sinne seiner besonderen Gelüste. Das Wesentliche ist der Drang nach Misshandlung, als Zeichen der Unterwerfung. Diese Thatsache setzt eine originäre Anomalie der sexuellen Empfindungsweise, eine Paraesthesia sexualis voraus.

Der nicht masochistische Geschwächte hingegen, der sich flagelliren lässt, sucht nur eine mechanische Reizung seines spinalen Centrums.

Ob in einem einzelnen Falle einfacher (reflektorischer) Flagellantismus oder wirklicher Masochismus vorliegt, wird durch die Aussagen der Betreffenden, oft schon durch die Nebenumstände der Handlung klar. Es kommt hier namentlich auf Folgendes an:

Erstens besteht beim Masochisten der Trieb zur passiven Flagellation fast immer ab origine. Er taucht als Wunsch auf, bevor eine Erfahrung über reflektorische Wirkung der Procedur gemacht wurde, oft zuerst in Träumen (wie z. B. in Beobachtung 43 der Psychopathia sexualis).

Zweitens ist beim Masochisten in der Regel die passive Flagellation nur eine von den vielen und verschiedenartigen Misshandlungen, welche im Vorstellungskreise des Masochisten als Phantasien auftauchen und oft verwirklicht werden. Bei diesen anderen Misshandlungen und den häufigen rein symbolische Demüthigungen ausdrückenden Akten kann von einer reflektorischen physischen Reizwirkung natürlich nicht die Rede sein.

Drittens ist der Umstand von Bedeutung, dass die ersehnte Flagellation beim Masochisten, wenn ausgeführt, gar nicht aphrodisisch zu wirken braucht. Es tritt sogar oft mehr oder minder deutlich eine Enttäuschung ein, und zwar jedesmal, wenn die Absicht des Masochisten nicht gelingt, sich durch diesen bestellten Vorgang die Illusion der ersehnten Situation (in der Gewalt des Weibes zu sein) zu verschaffen, so dass ihm das mit der Procedur beauftragte Weib nur als das executive Werkzeug seines eigenen Willens erscheint. So wenig als man sich selbst kitzeln kann, so wenig kann man sich einem Weibe unterworfen fühlen, das man durch den eigenen Willen lenkt. Vergl. oben Beobachtung 1 und unten Beobachtung 3.

Zwischen Masochismus und einfachem (reflektorischem) Flagellantismus besteht ein analoges Verhältniss wie etwa zwischen conträrer Sexualempfindung und erworbener Päderastie.

Es benimmt dieser Anschauung nichts an Werth, wenn man sich überzeugt, dass auch beim Masochisten die Flagellation die bekannte Wirkung hat und mit der erstmaligen Weckung der Wollust durch solche die masochistisch veranlagte Vita sexualis aus ihrer Latenz tritt. Dann muss der Fall eben durch die oben unter zweitens und drittens angeführten Umstände charakterisirt sein, um als masochistischer zu gelten.

Andererseits kommen Fälle vor, in welchen passive Flagellation allein den ganzen Inhalt masochistischer Phantasien ausmacht, ohne dass andere Vorstellungen der Demüthigung etc. auftreten, und ohne dass die eigentliche Natur dieses Ausdrucks mittels der Unterwerfung deutlich ins Bewusstsein tritt. Solche Fälle sind von denen des einfachen, reflektorischen Flagellantismus schwer zu unterscheiden. Die Ermittelung der primären Entstehung des Gelüstes, vor jeder Erfahrung reflektorischer Wirkung, sichert hier allein die Differentialdiagnose, neben dem Umstande, dass es sich bei echten Masochisten gewöhnlich um bereits in jungen Jahren perverse Individuen handelt und dass die Verwirklichung des Gelüstes meistens später unterbleibt oder enttäuscht, da sich das Ganze hauptsächlich auf dem Gebiete der Phantasie abspielt.

Ein solcher Fall ist der folgende.

Beobachtung 2. Autobiographie. Im Jänner 1891 erhielt ich folgenden Brief eines Herrn aus Ungarn: „In gedrückter Stimmung und verzweifelnd an einem Leben, das mich von Allem ausschliesst, was menschliches Glück ausmacht, wende ich mich an Sie mit dem letzten Schimmer von Hoffnung auf Errettung aus einem Zustand, der, wenn er andauert, nur in tragischer Weise seinen Abschluss finden kann.

Ich bin 30 Jahre, stamme von einer Mutter, die an periodischer Geistesstörung litt. Schon im 14. Jahre machten sich bei mir abnorme geschlechtliche Neigungen bemerklich. Es verursachte mir stets ein gewisses Wollustgefühl, von anderen gleichalterigen Knaben körperlich gezüchtigt zu werden, besonders wenn man mich über die Oberschenkel legte und mich auf das Gesäss schlug. Es hatte einen besonderen Reiz für mich, wenn dies schöne junge Leute oder Knaben thaten, mit wohlgestalteten Beinen und straff sitzenden Beinkleidern. Unter solchen Vorstellungen gelangte ich auch zur Onanie, die ich ziemlich häufig, zeitweise fast täglich trieb und zwar in absoluter Unkenntniss der schrecklichen Folgen dieses Lasters. So ging es bis zum 18. Jahre, wo ich unbegreiflich Ahnungsloser auf die verderblichen Wirkungen dieses Treibens aufmerksam gemacht wurde.

Von nun an begann der furchtbare Kampf mit der stetigen Versuchuug, der ich nur zu oft unterlag. Die erwähnten Vorstellungen wichen nicht von mir, ich wünschte mir sehnsüchtig, von jungen hübschen Leuten von ca. 20—22 Jahren in straffsitzenden Beinkleidern gezüchtigt zu werden. Besonders waren es junge Militärs, Husaren etc., die meine Phantasie belebten. Zeitweise vermochte ich mich meiner Vorstellungen und der Onanie zu erwehren, aber dann hatte ich Pollutionen unter denselben Traumvorstellungen.

In den zwanziger Jahren bemerkte ich zu meinem Erstaunen, dass die geschlechtliche Neigung zu weiblichen Personen, welche ich bei gleichalterigen Kameraden bemerkte und deren Eintreten ich erwartete, sich nicht einstellte. Ich war kalt und zum Theil verlegen Frauen gegenüber. Dabei waren mir weibliche Nuditäten keineswegs unangenehm — im Gegentheil, sie hatten etwas Anziehendes für mich, nur meine Sinnlichkeit wurde nicht erregt.

Ich versuchte 2mal Coitus, wurde durchaus nicht abgestossen durch das Zusammenliegen im Bette mit den betreffenden Mädchen, küsste und umarmte sie vielmehr mit Vergnügen, hatte auch Spuren von Erection, weiter aber kam es nicht. Seitdem wurde ich hoffnungslos und unterlag zeitweise den Versuchungen zur Onanie, der ich bis vor wenigen Monaten fröhnte. Trotzdem pflegte ich zwar den gesellschaftlichen Verkehr mit Frauen und besonders mit jungen Mädchen, war auch in der Gesellschaft gerne gesehen, beliebt als flotter Tänzer, immer hoffend, dass auf diese Weise meine unglückselige Neigung erfolgreich bekämpft werden würde — aber vergebens, sie war immer wieder stärker. So habe ich todtunglückliche Stunden verlebt und es ist das

Gespenst des Selbstmordes an mir vorübergegangen. Einmal eröffnete ich mich einem Arzte in Pest, aber auch er hatte nur die gewöhnlichen Mittel für geschlechtlich reizbare Leute, wie kalte Bäder, beruhigende Medikamente, Umgang mit Frauen etc.

Vergebens versuchte ich Alles, bis mir durch Zufall ein Buch über die conträre Sexualempfindung in die Hände fiel und mir einen letzten Hoffnungsschimmer eröffnete. Ich bin in angesehener Stellung als Kaufmann, mit lebhaftem Sinn für das Familienleben begabt und in der Lage, mich mit einem Mädchen, das ich von Herzen gern habe und das mich gern hat, so günstig als möglich verheirathen zu können und doch fühle ich die grausame Unmöglichkeit, diesen Schritt zu thun. Ich leide furchtbar unter der Erörterung dieser scheusslichen Abnormitäten.

Meine einzige Hoffnung ist eine Heilung auf hypnotischem Wege. Möchte sie nicht vergeblich sein."

Humanität und wissenschaftliches Interesse veranlassten mich, den Schreiber vorstehender Zeilen zu mir einzuladen. Anfangs Februar kam Herr D., eine distinguirte, sympathische, männliche Erscheinung.

Die Untersuchung des Falles liess ihn als solchen von Masochismus erkennen. Er erinnert sich bestimmt, dass, als er einmal Mitschüler in der Schule vom Lehrer prügeln sah, ihm dies ein wollüstiges Gefühl hervorrief. Er selbst kann sich nicht erinnern, vom Lehrer jemals geprügelt worden zu sein. Sein Masochismus sei eine durchaus primäre Erscheinung und ihm ganz unverständlich. Erst allmählig und faute de mieux sei er zur Onanie gekommen, wobei jeweils Flagellationssituationen, in welchen er die passive Stelle spielte, ihm vorschwebten. Gelüste nach Prügeln vom Lehrer habe er nie gehabt — es waren immer Mitschüler und herangewachsene, junge Leute, von denen er geprügelt sein wollte. Als Erwachsener hat er es nie über sich vermocht, seine masochistischen Neigungen zu befriedigen.

Im Verkehr mit puellis kam ihm wiederholt die Idee, sich von solchen prügeln zu lassen, aber da sie sinnlich ganz unbetont blieb, kam es nicht zur Ausführung. Pat. erklärt, seine Neigung zu Personen des eigenen Geschlechts sei rein masochistisch. Sonst finde er am Manne sexuell nicht das mindeste Interesse. Bis zum 18. Jahr hatte Pat. auch sadistische Anwandlungen. Er schwärmte für den Stand des Pädagogen, dachte er müsse Lehrer werden, um Knaben prügeln zu können. Dieser ideelle Sadismus verlor sich später vollständig. Pat. klagt, dass er sich so einsam in der Welt fühle, er komme sich wie ein Paria vor, habe das Gefühl, er sei nicht wie die anderen Menschen. Seine Libido zum Weib sei doch sehr herabgesetzt, möglicherweise in Folge seiner Masturbation. Er bekomme keine Erectionen bei Anblick weiblicher Reize, während z. B. der Anblick einer Reitpeitsche, eines Stockes ihn mächtig sexuell errege.

Als er zu coitiren versuchte, traten bei ihm keine masochistischen Vorstellungen auf. Solche stellten sich aber jeweils ein, wenn er sympathischer junger Männer ansichtig wurde.

Er glaubt, dass wenn er von seinen Flagellationsgedanken frei würde, ihm geholfen wäre, da seine Sinnlichkeit sich dann gewiss auf ein normales Gebiet richten würde.

Pat. bietet neuropathisches Auge, ist frei von allen Degenerationszeichen.

Bemerkenswerth ist noch im Sinne einer Belastung, dass der Vater seiner Mutter ein Sonderling gewesen ist und sich in psychopathischem Zustand erschossen hat.

Pat. fühlt sich wohl bis auf leichte neurasthenische Beschwerden. Der Patellarreflex ist gesteigert. Die Genitalien sind ganz normal. Seine Pollutionsträume drehen sich ausschliesslich um Züchtigung durch junge Leute, besonders Militärs, mit straffsitzender Hose.

Als Grundzüge der Behandlung werden aufgestellt: 1. Bekämpfung der Erscheinungen der neurasthenischen Neurose. 2. Suggestivbehandlung im Sinne a) des Meidens der Onanie, b) der Gleichgültigkeit gegenüber dem eigenen Geschlecht und des Verschwindens der Geisselgedanken sowohl im Wachen als im Traumleben, c) der ausschliesslichen Libido zum weiblichen Geschlecht, des Auftretens von Erectionen beim Anblick schöner Frauengestalten, der vollen Potenz dem Weibe gegenüber und des ausschliesslichen Träumens von Weibern. Pat. gerieth durch die Bernheim'sche Methode rasch in tiefes Engourdissement schon bei der ersten Sitzung.

In der 2. (5. 2.) wird ein kataleptiformer Zustand der Muskulatur überdies erzielt. Sitzungen fast täglich. Es zeigt sich, dass Stirnstreichen tiefere Hypnose mit Katalepsie macht, die jedoch tiefes Engourdissement nicht überschreitet. In der 3. Sitzung wird mit den Suggestionen begonnen.

Am 10. 2. behauptet Pat., dass er kein Interesse für den Mann mehr habe, dafür wachsendes für das Weib. Er fange an von Weibern zu träumen.

13. 2. Pat. fühlte sich unter Tags ganz frei von Masochismus, auch Stöcke und Peitschen interessiren ihn nicht mehr. Nachts hat er noch „matte" Flagellationsträume, Männer betreffend, aber ohne wollüstige Betonung und ohne Pollution. Kürzlich hatte er auch einen ihm bisher ganz fremden und nicht erotisch gefärbten Traum, des Inhalts er geissle sich selbst.

19. 2. Pat. versuchte Coitus mit einer ihm sympathischen puella. Die Erection blieb unvollständig, Ejaculation trat nicht ein, so dass er vom Versuch abstand. Pat. findet, dass seine Libido dem Weib gegenüber doch recht gering sei. Er fühlt sich aber nicht unglücklich über seinen vorläufigen Misserfolg und rechnet auf endlichen Erfolg, da er sich frei von seinen krankhaften Anwandlungen und als ein anderer Mensch fühle.

Am 20. 2. muss Pat. leider, durch verwandtschaftliche Pflichten heimberufen, die Behandlung abbrechen.

Zur Sicherung der Diagnose dieses rudimentären Falles als eines solchen von Masochismus trägt auch der Umstand bei, dass hier Andeutungen von Sadismus (s. unten) gleichzeitig vorhanden sind. Der rein psychische Charakter dieser letzteren Perversion ist aber ausser Frage. Gleichzeitig ist der Fall mit — nicht vollkommen ausgebildeter — conträrer Sexualempfindung combinirt, ein Zusammentreffen, welches bei Masochisten und Sadisten nicht selten ist.

Hier möge als Gegensatz zur Beobachtung 2 wieder ein Fall von typischem Masochismus folgen, in welchem der gesammte Vorstellungskreis, wie er dieser Perversion eigenthümlich ist, vollkommen ausgebildet erscheint. Dieser Fall, über welchen wieder eine eingehende Selbstschilderung des gesammten psychischen Zustands vorliegt, unterscheidet sich von jenem der obigen Beobachtung 1 nur dadurch, dass auf eine Verwirklichung der perversen Phantasien hier ganz verzichtet wurde und dass neben der bestehenden Perversion der Vita sexualis normale Reize so weit wirksam sind, dass nebenher geschlechtlicher Verkehr unter normalen Bedingungen möglich ist.

Beobachtung 3. Ich bin 35 Jahre alt, geistig und körperlich normal. In dem weitesten Kreise meiner Verwandten — in gerader wie in der Seitenlinie — ist mir kein Fall von psychischer Störung bekannt. Mein Vater, welcher bei meiner Geburt etwa 30 Jahre alt war, hatte, soviel ich weiss, eine Vorliebe für üppige und grosse Frauengestalten.

Schon in meiner früheren Kindheit schwelgte ich gern in Vorstellungen, welche die absolute Herrschaft eines Menschen über den anderen zum Inhalt hatten. Der Gedanke an die Sklaverei hatte für mich etwas höchst Aufregendes, und zwar gleich stark vom Standpunkte des Herrn, wie von dem des Dieners aus. Dass ein Mensch den Anderen besitzen, verkaufen, prügeln könne, regte mich ungemein auf und bei der Lektüre von „Onkel Tom's Hütte“ (welches Werk ich etwa zur Zeit der eintretenden Pubertät las), hatte ich Erectionen. Besonders aufregend war für mich der Gedanke, dass ein Mensch vor einen Wagen gespannt würde, in welchem ein anderer, mit einer Peitsche versehener Mensch sass und den Ersteren lenkte und durch Schläge antrieb.

Bis zum 20. Lebensjahre waren diese Vorstellungen rein objectiv und geschlechtslos, d. h. der in meiner Vorstellung entstandene Unterworfene war ein Dritter (also nicht ich), auch war der Herrscher nicht nothwendig ein Weib.

Diese Vorstellungen waren daher auch ohne Einfluss auf meinen geschlechtlichen Trieb, bezüglich auf die Ausübung desselben. Wenngleich durch jene Vorstellungen Erectionen eintraten, so habe ich doch niemals in meinem Leben onanirt, auch coitirte ich von meinem 19. Jahr an ohne Beihilfe der erwähnten Vorstellungen und ohne jede Beziehung auf dieselben. Immerhin hatte ich eine grosse Vorliebe für ältere, üppige und grosse Frauenspersonen, wenngleich ich auch jüngere nicht verschmähte.

Von meinem 21. Lebensjahr ab fingen die Vorstellungen an, sich zu objektiviren und als Essentiale trat hinzu, dass die „Herrin“ eine über 40 Jahre alte, grosse, starke Person sein musste. *Von jetzt an war ich — in meinen Vorstellungen — stets der Unterworfene*; die „Herrin“ war ein rohes Weib, die mich in jeder Beziehung, auch geschlechtlich, ausnützte, die mich vor ihren Wagen spannte und sich von mir spazieren fahren liess, der ich folgen musste wie ein Hund, der nackt zu ihren Füssen liegen musste, und von ihr geprügelt, bezüglich gepeitscht wurde. Das war das feststehende Gerippe meiner Vorstellungen, um welches sich alle anderen gruppirten.

Ich fand in diesen Vorstellungen stets ein unendliches Behagen, welches mir Erection, niemals aber Ejaculation verursachte. In Folge der entstandenen geschlechtlichen Aufregung suchte ich mir sodann irgend ein Weib, mit Vorliebe ein äusserlich meinem Ideale entsprechendes, aus und coitirte mit demselben, ohne irgend welches reale Beiwerk, zuweilen auch ohne beim Coitus von den Vorstellungen befangen zu sein. Daneben hatte ich jedoch auch Neigung zu anders gearteten Weibern und coitirte auch, ohne durch Vorstellungen hierzu gezwungen zu sein.

Obgleich ich nach alledem ein in geschlechtlicher Beziehung nicht allzu anormales Leben führte, traten doch jene Vorstellungen periodisch mit Sicherheit ein, blieben sich im Wesentlichen auch stets gleich. Mit zunehmendem Geschlechtstriebe wurden die Zwischenräume immer geringer. Gegenwärtig melden sich die Vorstellungen etwa alle 14 Tage bis 3 Wochen. Würde ich vorher coitiren, so würde vielleicht dem Eintritt derselben vorgebeugt werden. Ich habe niemals den Versuch gemacht, meine sehr bestimmt und charakteristisch auftretenden Vorstellungen zu realisiren, d. h. mit der Aussenwelt in Verbindung zu bringen, sondern mich stets mit Schwelgereien in Gedanken begnügt, weil ich von der Ueberzeugung fest durchdrungen war, dass sich eine Realisirung meiner „Ideale“ niemals auch nur annähernd würde herbeiführen lassen. Der Gedanke an eine Comödie mit bezahlten Dirnen erschien mir stets lächerlich und zwecklos, denn eine von mir bezahlte Person könnte in meiner Vorstellung niemals die Stelle einer „grausamen Herrin“ einnehmen. Ob es sadistisch angehauchte Weiber wie Sacher-Masoch's Heldinnen gibt, bezweifle ich. Wenn es deren aber auch gäbe und ich das Glück (!) gehabt hätte, eine solche zu finden, so würde mir ein Verkehr mit derselben mitten in der realen Welt immer nur als eine Comödie erschienen sein. Ja, sagte ich mir, wenn es mir sogar passirt wäre, in die Sklaverei einer Messalina zu gelangen, so glaube ich, dass ich, bei den sonstigen Entbehrungen, jenes von mir erstrebten Lebens sehr bald überdrüssig geworden wäre, und in den lucidis intervallis meine Freiheit unter allen Umständen zu erreichen getrachtet hätte.

Dennoch habe ich ein Mittel gefunden, in gewissem Sinne eine Realisirung herbeizuführen. Nachdem durch vorangegangene Schwelgereien mein Geschlechtstrieb stark angeregt ist, gehe ich zu einer Prostituirten und stelle mir dort irgend eine Geschichte des vorerwähnten Inhaltes, in welcher ich die Hauptperson bilde, innerlich lebhaft vor. Nach etwa halbstündiger, unter stetiger Erection erfolgender innerer Ausmalung solcher Situationen coitire ich sodann mit gesteigertem Wollustgefühl und unter starker Ejaculation. Nach der letzteren ist der Spuck verschwunden. Beschämt entferne ich mich sobald als möglich, und vermeide auf das Vorangegangene zurückzukommen. Sodann habe ich etwa 14 Tage keinerlei Vorstellungen mehr; bei besonders befriedigendem Coitus kommt es sogar vor, dass ich bis zum nächsten Anfalle gar kein Verständniss für masochistische Situationen habe. Der nächste Anfall kommt aber sicher, ob früher oder später. Ich muss jedoch bemerken, dass ich auch coitire, ohne durch Zwangsvorstellungen präparirt zu sein, insbesondere auch mit weiblichen Wesen, die mich und meine bürgerliche Stellung genau kennen, und in deren Gegenwart ich jene Vorstellungen durchaus perhorrescire. In letzteren Fällen bin ich jedoch nicht immer potent, während die Potenz unter dem Banne masochistischer Vorstellungen eine unbedingte ist. Dass ich in meinem übrigen Denken und Fühlen sehr ästhetisch veranlagt bin und die Misshandlung eines Menschen an sich u. s. w. im höchsten Grade verachte, erscheint mir nicht überflüssig zu bemerken. Schliesslich will ich nicht unerwähnt lassen, dass auch die Form der Anrede von Bedeutung ist. Es ist ein Essentiale in meinen Vorstellungen, dass die „Herrin“ mich mit „Du“ anredet, während ich dieselbe mit „Sie“ anreden muss. Dieser Umstand des Geduztwerdens von einer dazu geeigneten Person, als Ausdruck der absoluten Herrschaft, hat mir von früher Jugend an schon Wollustgefühle erregt und thut dies auch heute noch.

Ich habe das Glück gehabt, eine Frau zu finden, welche mir in allen Punkten, vor allem auch in geschlechtlicher Beziehung, durchaus zusagte, obwohl dieselbe, wie ich nicht erst hinzuzufügen brauche, in keiner Weise masochistischen Idealen ähnelt.

Dieselbe ist sanftmüthig, jedoch üppig, ohne welche Eigenschaft ich mir überhaupt einen geschlechtlichen Reiz nicht vorstellen kann.

Die ersten Monate der Ehe verliefen geschlechtlich ganz normal, die masochistischen Anfälle blieben gänzlich aus, ich hatte beinahe das Verständniss für den Masochismus verloren, da kam das erste Kindbett und hiermit die nothwendig gewordene Abstinenz. Pünktlich stellten sich sodann mit eintretender Libido die masochistischen Anwandlungen wieder ein, welche mit unabweisbarer Nothwendigkeit einen ausserehelichen Coitus mit masochistischen Vorstellungen herbeiführten — trotz meiner aufrichtigen grossen Liebe zu meiner Frau.

Bemerkenswerth ist hierbei, dass der später wieder beginnende Coitus maritalis sich nicht als ausreichend erwies, um die masochistischen Vorstellungen zu bannen, wie das bei einem masochistischen Coitus regelmässig der Fall ist.

Was das Wesen des Masochismus anbelangt, so bin ich der Ansicht, dass bei demselben die Vorstellungen, also die geistige Seite, Haupt- und Selbstzweck sind. Alles, was sonst auf die Vorstellung folgt, sei es Onanie, sei es Coitus, sei es Verwirklichung der Ideen, ist meiner Ansicht nach lediglich Wirkung, nicht aber Zweck.

Denn wäre der Coitus oder die anderweitige Befriedigung der Zweck, so würde die Thatsache nicht in Einklang zu bringen sein, dass man die Befriedigung möglichst lange hinaus zu spielen bestrebt ist, weil man genau weiss, dass mit der Befriedigung auch die Genüsse des Schwelgens in der Ideenwelt mit einem Schlage aufhören.

Wäre ferner die Verwirklichuug masochistischer Ideen (also die passive Flagellation u. dergl.) das ersehnte Ziel, so steht hiermit die Thatsache im Widerspruche, dass ein grosser Theil der Masochisten zur Verwirklichung entweder gar nicht schreitet, oder, wenn er dies dennoch versucht, eine grosse Ernüchterung empfindet, jedenfalls die ersehnte Befriedigung nicht erzielt.

Also das Schwelgen selbst ist Hauptsache, und dieses bietet in der That einen unerhörten Genuss, welches den davon Befangenen über alles Aeusserliche, selbst Kummer und Sorgen, hinwegsetzt.

Das Schönste dabei ist, dass der Phantasie keinerlei Schranken gesetzt sind, und dass man alle dazu gehörigen Verhältnisse als: Ort, Personen, deren äussere und innere Eigenschaften — ganz nach Wunsch und Bedürfniss einrichten kann.

Eine derartige Wirkung ist im realen Leben, auch unter den denkbar günstigsten Verhältnissen, nicht annähernd möglich, und deshalb muss jeder Versuch der Verwirklichung a priori als gescheitert angesehen werden.

Ein grosser Vorzug dieser rein psychischen Seite des Masochismus ist daher auch der, dass man mit der Aussenwelt nicht in Conflict kommt, weder mit den staatlichen noch mit den Moralgesetzen.

Man braucht weder Männer noch Kinder noch Thiere oder dergl., sondern höchstens eine willige Prostituirte — voilà tout! Der einzige Nachtheil besteht in einem erhöhten Geschlechtsbedürfnisse. Wer aber in der Lage ist, dies stets befriedigen zu können, hat keinen Nachtheil von seinen masochistischen Schwelgereien (?!).

Eine höchst bemerkenswerthe, ja sogar staunenerregende Thatsache ist es, dass es einen Autor gibt, der den Inhalt seiner derartigen Schwärmereien, anstatt dieselben, wie Andere, im tiefinnersten Gemüthe zu bewahren, der Allgemeinheit preisgibt und zwar in Form von Novellen und Romanen.

In der „Venus im Pelz“ finden wir gleichempfindend Wort für Wort, Zeile für Zeile die uns so vertrauten Vorstellungen, von denen wir freilich bisher glaubten, sie scien unsere ureigenste Erfindung.

Ich hielt es bisher nicht für möglich, dass z. B. der mit Wollust betonte Gedanke, in einen Pflug gespannt und gleich einem Zugthiere zur Arbeit getrieben zu werden, ausser in meinem noch in einem anderen Menschenhirn auftauchen könne.

Auch die Launenhaftigkeit der Herrin, das sie bedienen Müssen, bei der Toilette und im Bade, das Eingesperrtwerden — ach, wie unendlich vertraut sind uns von Kindheit an solche Vorstellungen!

Daher wirkt, vielleicht gerade wegen dieser Hervorzerrung geheim zu haltender Dinge an das Tageslicht, die Lektüre dieses Buches auch auf Masochisten abstossend, und daher ernüchternd und heilend.

Ein Anderes ist es, bei geschlossenen Augen, in der Einsamkeit sich Dinge vorzustellen, und dieselben Dinge in Romanform gedruckt zu lesen. Der Leser kann den Kritiker niemals ganz unterdrücken, und da muss es empörend erscheinen, einem Publikum, das doch nur zum verschwindend geringen Theil aus Masochisten besteht, einen derartigen Unsinn vorzusetzen.

Es genüge hiefür, darauf hinzuweisen, dass die betheiligten Personen in dem heissen Florenz unausgesetzt, auch im Zimmer, Pelze tragen.

Gerade weil es mir, obwohl Masochist, absolut unmöglich ist, das Pelzwerk in irgend eine Beziehung zu geschlechtlichen Verhältnissen zu bringen, gerade deshalb sehe ich, wie pathologisch der ganze Masochismus ist, denn so fremd mir das — für den Novellisten des Masochismus unentbehrliche — Pelzwerk ist, so fremd erscheinen sicherlich Anderen auch die sonstigen Essentialia des Masochismus.

Ich glaube daher behaupten zu können, dass die Lektüre der erwähnten Bücher ein ausgezeichnetes homöopathisches Mittel gegen den Masochismus darstellt.

Schliesslich möchte ich nicht unterlassen, aus meiner Erfahrung zu bestätigen, dass die Zahl der Masochisten, besonders in grossen Städten, in der That eine ziemlich grosse zu sein scheint. Die einzige Quelle für derartige Forschungen sind — da Mittheilungen inter viros nicht stattzufinden pflegen — die Aussagen der Prostituirten und da diese in den wesentlichen Punkten übereinstimmen, wird man immerhin gewisse Thatsachen für erwiesen annehmen können.

Dahin gehört zunächst die Thatsache, dass jede erfahrene Prostituirte irgend ein zur Flagellation geeignetes Instrument (gewöhnlich eine Ruthe) im Besitze zu haben pflegt, wobei allerdings in Betracht zu ziehen ist, dass es Männer gibt, die sich lediglich zur Erhöhung ihrer Geschlechtslust geisseln lassen, also — im Gegensatze zu den Masochisten — die Flagellation als Mittel betrachten.

Dagegen stimmen die Prostituirten fast sämmtlich darin überein, dass es eine Anzahl von Männern gibt, welche gern „Sklaven" spielen, d. h. sich gerne so nennen hören, sich schimpfen und treten, auch schlagen lassen.

Auch gibt es Männer, wenn auch selten, welche defaecatio in os wünschen. In wie weit auch das nicht seltene Gelüst der Männer: clitorim feminae lingua tangere mit dem Masochismus zusammenhängt, vermag ich nicht zu beurtheilen.

Kürzlich wurde in Berlin ein Mann verurtheilt, welcher in die Düngergrube einer Frauenretirade gekrochen war, in der zugestandenen Absicht, die Defäcation und das Uriniren von unten aus zu beobachten.

Die Lektüre der „neuen Forschungen" machte, wie Sie sich denken können, einen ungeheuren Eindruck auf mich, und wie sehr ich selbst echter Masochist bin, ersah ich am Besten daraus, dass die Lektüre der Pferdeträume mir Erectionen erzeugte. Dennoch möchte ich an eine Heilung, sozusagen an eine Heilung durch Logik, glauben, nach dem Motto: „tout comprendre c'est tout guérir."

Freilich ist das Wort Heilung mit Einschränkung zu verstehen, und zwar muss man auseinanderhalten: allgemeine Gefühle und concrete Vorstellungen. Die ersteren sind niemals zu beseitigen. Sie kommen wie der Blitz und sind da, man weiss nicht von wannen und wieso.

Aber die Ausübung des Masochismus durch Schwelgen in concreten, zusammenhängenden Vorstellungen lässt sich vermeiden oder doch eindämmen.

Jetzt liegt die Sache anders. Ich sage mir: Was, du begeisterst dich an Dingen, die nicht nur das ästhetische Gefühl Anderer, sondern auch dein eigenes reprobirt? Du findest etwas schön und begehrenswerth, was andererseits, nach deinem eigenen Urtheil, hässlich, gemein, lächerlich und unmöglich zugleich ist? Du sehnst eine Situation herbei, in die du in Wirklichkeit niemals gelangen möchtest? Diese Gegenvorstellung wirkt sofort hemmend und ernüchternd, und bricht den Phantasien die Spitze ab. Thatsächlich habe ich auch seit der Lektüre der „neuen Forschungen" (etwa Anfang dieses Jahres) nicht ein einziges Mal mehr geschwelgt, obwohl die masochistischen Anwandlungen selbst sich in den regelmässigen Intervallen einstellten. Ob diese Abstinenz von Dauer ist, lässt sich nicht sagen, bemerkenswerth genug ist es, dass ich überhaupt noch etwas zu überwinden habe. Das beste Mittel ist und bleibt ein befriedigender Coitus, der reisst das Uebel mit der Wurzel aus — bis zum nächsten Mal.

Im Uebrigen muss ich gestehen, dass der Masochismus trotz seines stark pathologischen Charakters nicht nur nicht im Stande ist, mir den Genuss des Lebensglückes zu vereiteln, sondern überhaupt auch nicht im Geringsten in mein äusseres Leben eingreift. In nicht masochistischem Zustande bin ich, was Fühlen und Handeln anlangt, ein äusserst normaler Mensch. Während der masochistischen Anwandlungen ist zwar im Gefühlsleben eine grosse Revolution ausgebrochen, meine äussere Lebensweise erleidet jedoch keine Aenderung. Ich habe einen Beruf, welcher es mit sich bringt, dass ich mich viel in der Oeffentlichkeit bewege und auf dem Platze sein muss. Ich übe denselben auch im masochistischen Zustande ebenso aus wie sonst. Ebenso verhält es sich mit den übrigen Lebensverhältnissen. Freilich bin ich genöthigt — allerdings sehr contre coeur — hin und wieder einen ausserehelichen Coitus zu vollziehen. Da ich jedoch in einer grossen Stadt lebe, so geschieht dies in der unauffälligsten Art, ohne dass auch nur Jemand etwas davon erfährt. Hiermit bin ich am Ende meiner Darstellung. Der Verfasser der vorstehenden Aufzeichnungen übersandte mir ferner noch die folgenden Bemerkungen:

I. Masochismus ist meiner Erfahrung gemäss unter allen Umständen angeboren, und keineswegs vom Individuum gezüchtet. Ich weiss es positiv, dass ich niemals auf das Gesäss geschlagen worden bin, und dass meine masochistischen Vorstellungen von frühester Jugend an sich zeigten, und dass ich, solange ich überhaupt zu denken vermag, derartige Gedanken hegte. Wäre die Entstehung derselben die Folge eines bestimmten Ereignisses, insbesondere eines Schlages gewesen, so würde ich ganz bestimmt die Erinnerung hieran nicht verloren haben. Charakteristisch ist, dass die Vorstellungen bereits vorhanden waren, ehe noch Libido überhaupt vorhanden war. Damals waren die Vorstellungen auch gänzlich geschlechtslos. Ich besinne mich, dass es mich als Knabe stark anregte (um nicht zu sagen aufregte), als ein älterer Knabe mich duzte, während ich zu ihm „Sie" sagte. Ich drängte mich zu einer Unterhaltung mit demselben, wobei ich dafür sorgte, dass diese gegenseitige Anrede möglichst häufig erfolgte. Später, als ich geschlechtsreifer wurde, hatten derartige Sachen nur dann Reiz, wenn sie eine Beziehung zu einer Frau, und zwar zu einer (relativ) älteren hatten.

II. Ich bin körperlich und seelisch durchaus männlich veranlagt, von starkem Bartwuchs und starker Behaarung am ganzen Körper. In meinen nicht masochistischen Beziehungen zum weiblichen Geschlecht ist für mich die dominirende Stellung des Mannes eine unerlässliche Bedingung, und jeden Versuch, dieselbe zu beeinträchtigen, würde ich mit Energie zurückweisen. Ich bin energisch, wenn auch nicht allzu muthig, doch wird der fehlende Muth dann ergänzt, wenn es sich um Verletzung des Stolzes handelt. Gegen Naturereignisse (Gewitter, Meeressturm u. s. w.) bin ich völlig unempfindlich[1]). Eine grosse unüberwindliche Furcht habe ich jedoch vor Freiheitsberaubung, und ich habe die Empfindung, dass wenn ich durch Zufall in die Lage käme, einmal eingeschlossen zu werden (z. B. aus Versehen in ein Closet oder dergl.), ich es nicht ertragen könnte. Auch meine masochistischen Neigungen haben nichts, was weiblich oder weibisch zu nennen wäre (?). Allerdings ist hierbei die Neigung vorherrschend, vom Weibe gesucht und begehrt zu werden, doch ist das allgemeine Verhältniss zur „Herrin", wie es herbeigesehnt wird, nicht das, in welchem das Weib zum Manne steht, sondern das Verhältniss des Sklaven zum Herrn, das des Hausthieres zu seinem Besitzer. Zieht man ganz rücksichtslos die Consequenzen aus dem Masochismus, so kann man nicht anders sagen, als dass das Ideal desselben die Stellung eines Hundes oder Pferdes ist. Beide sind Eigenthum

---

[1]) Diese Differenz des Muthes gegenüber Naturereignissen einerseits, Willenskonflikten andererseits ist jedenfalls auffallend (vergl. Beob. 1. p. 8), wenn auch hier die einzige erwähnte Andeutung von Eviratio.

eines Anderen, werden von demselben nach Gutdünken gemisshandelt, ohne dass dieser irgend Jemanden Rechenschaft zu geben hätte.

Gerade diese unumschränkte Herrschaft über Leben und Tod, wie sie nur beim Sklaven und Hausthiere zu finden ist, ist das Um und Auf aller masochistischen Vorstellungen.

III. Die Grundlage aller masochistischen Vorstellungen ist die Libido, und je nachdem bei dieser Ebbe und Fluth eintritt, ist dasselbe auch bei jenen der Fall. Andererseits erhöhen die Vorstellungen sobald sie vorhanden sind, die Libido ganz erheblich. Ich bin von Natur durchaus nicht übermässig geschlechtsbedürftig. Erscheinen jedoch die masochistischen Vorstellungen, so drängt es mich zum Coitus um jeden Preis (meist zieht es mich dann zu möglichst niedrigen Weibern) und wird diesem Drängen nicht bald Statt gegeben, so steigert sich in kurzer Zeit die Libido bis fast zur Satyriasis. Man könnte hier fast von einem Circulus vitiosus sprechen.

Die Libido tritt ein, entweder durch Zeitablauf oder besondere Aufregung (auch nicht masochistischer Art, z. B. Küssen). Trotz dieses Ursprunges verwandelt sich diese Libido kraft der durch sie selbst erzeugten masochistischen Vorstellungen sehr bald in eine masochistische, also unreine Libido.

Dass übrigens die Begierde durch äussere zufällige Eindrücke, insbesondere durch den Aufenthalt in den Strassen einer Grossstadt, erheblich gesteigert wird, unterliegt keinem Zweifel. Der Anblick schöner und imponirender Frauengestalten, in natura wie in effigie wirkt aufregend. Für den unter dem Zeichen des Masochismus Stehenden ist — wenigstens für die Dauer des Anfalles — das ganze äussere Erscheinungsleben masochistisch angehaucht. Die Ohrfeige, die die Meisterin dem Lehrling applicirt, der Peitschenhieb des Fiakers — alles das hinterlässt dem Masochisten tiefe Eindrücke, während es ihn im nicht masochistischen Zustande gleichgiltig lässt oder gar anekelt.

IV. Nachfolgend ein Beispiel von masochistischen Vorstellungen:

„Sie“ ist ein Bauernweib, ein rohes grosses starkknochiges Weib von 40—50 Jahren. Sie ist Besitzerin eines kleinen, gänzlich abgelegenen Gehöftes, das sie ganz allein mit nur ihrem Knechte bewirthschaftet. Schon vor Sonnenaufgang beginnt die Arbeit. Um 4 Uhr Morgens öffnet sie den Verschlag, in welchem sie mich Nachts über eingesperrt hielt, und weckt mich, den auf dem Boden Liegenden, mit einem Fusstritte, dann werde ich herausgeführt und vor einen Wagen gespannt, der mit Milch nach der Stadt fährt. Sie geht mit dem Stricke nebenher und treibt mich an; auf der Landstrasse setzt sie sich auf den ohnehin schweren Wagen und schläft bis zur Ankunft am Ziele. Dort, auf offenem Markte des kleinen Städtchens, liege ich, immer noch vor den Wagen gespannt, auf dem blossen Erdboden und ruhe mich aus. Vorübergehende stossen oder treten mich unversehens. Nachdem der Vorrath verkauft ist, geht es wieder heimwärts. Nach kurzer Rast beginnt neue Arbeit immer unter Aufsicht der Herrin, welche mit dem Stricke daneben steht und mich antreibt. Abends um 7 oder 8 Uhr werde ich zur Ruhe gebracht und schlafe dann bis zum andern Morgen, wo dasselbe Spiel beginnt. Arbeit und Schläge, Schläge und Arbeit, kein Vergnügen, keine Zerstreuung, tagein, tagaus!

Ein andermal denke ich mich in die Rolle der bezahlten Geliebten eines älteren weiblichen Roués, welche mich in geschlechtlicher Weise auf das Rücksichtsloseste ausnützt und in dieser Beziehung die schamlosesten Ansprüche an mich stellt. Thue ich dies nicht willig, oder nicht zur Befriedigung der Herrin, so erhalte ich Schläge oder andere Strafen. Dabei verachtet sie mich unsäglich, lässt mich die niedrigste Hausarbeit verrichten, und zeigt mir bei jeder Gelegenheit, wie niedrig sie meine Manneswürde achtet.

Ich kann den Charakter des Masochismus in keine bessere Formel kleiden, als in folgende:

Ein richtiger Masochist zieht den Fusstritt eines gemeinen Weibes ohne Bedenken den Umarmungen einer Venus vor.

V. Schon bei der Lektüre von Sacher-Masoch fiel es mir auf, dass bei dem Masochisten ab und zu sadistische Gefühle gelegentlich mit unterlaufen (z. B. prügelt der Held der Venus im Pelz seine Mägde, und sogar seine Frau). Auch an mir habe ich hinwieder sporadische Empfindungen von Sadismus entdeckt. Ich las einst in einem französischen Buche, dass ein reicher Viehhändler von einer bekannten Schauspielerin für 20000 Fr. das Recht erworben hatte, dieselbe durchzupeitschen. Dies erregte meine Aufmerksamkeit und ich beschloss, es nachzuahmen. Ich fand freilich für eine weit geringere Summe eine Person, welche sich von mir auf den blossen Körper flagelliren liess und wie es schien nach und nach mit steigendem Behagen. Dem Flagelliren, welches starke Erectionen hervorrief, folgte dann stets ein mit grossem Wollustgefühl verbundener Coitus. Später verlor die Sache ihren Reiz und ich gab es auf, obwohl beim Sadismus eine Realisirung viel eher möglich ist, als beim Masochismus.

Ein bezahltes Weib kann allerdings denkbarer Weise nicht die Rolle der Herrin spielen, denn sie hängt doch von meinem Willen ab. Habe ich mich aber zu sadistischen Zwecken mit ihr allein ins Zimmer verschlossen, so ist sie, vorausgesetzt, dass ihre Kräfte nicht grösser sind, als die meinigen, thatsächlich in meiner Gewalt und könnte sich der beabsichtigten Flagellation auch dann nicht mehr entziehen, wenn sie es wollte. Für den Augenblick bin ich also thatsächlich der Herr, woran der Umstand nichts ändert, dass ich ihr später die erlittene Unbill ersetze.

Ich muss aber bemerken, dass die sadistischen Gefühle nicht derart markant sind als die masochistischen und dass dieselben, abgesehen davon, dass sie nur selten und gewissermassen accessorisch auftreten, niemals aus dem Rahmen des abstracten Gefühlslebens heraustreten und vor Allem nicht die Gestalt concreter und zusammenhängender Vorstellungen (wie oben) annehmen. Die Wirkung auf die Libido ist jedoch bei beiden die gleiche.

VI. Aus der neueren Literatur ist erwähnenswerth: Dostojewski's Raskolnikow.

Es heisst daselbst Bd. I. p. 35.

„Wisse, Herr, dass solche Schläge mir nicht nur wehe thun, sondern mir sogar eine Wollust sind. Mag sie mich nur schlagen, sich eine Güte thun!"

Ebendaselbst p. 38:

„Und das ist mir eine Wonne, und das ist mir nicht ein Schmerz, sondern eine Wonne, rief er aus, während sie ihn an den Haaren herumzauste und sogar mit der Stirn auf die Erde stiess."

Siehe ebendaselbst p. 86: der dort geschilderte Traum hat eine auffallende Aehnlichkeit mit den Pferdeträumen der Nr. 7 und 8 aus den „neuen Forschungen". 1. Aufl. In demselben Bande findet sich auch eine Erwähnung der Confessions von Rousseau.

Wie gesagt, die Zahl der Masochisten ist grösser, als man es sich bisher hat träumen lassen.

An diesen ausführlich geschilderten Fall von ausgebildetem Masochismus möge sich die Darstellung eines anderen anreihen, welcher mit dem vorangehenden Das gemeinsam hat, dass die psychische Perversion auch hier ganz auf dem Gebiete der Vorstellungen und Phantasien geblieben ist und dass keine Verwirklichung derselben versucht wurde. Dagegen ist hier, bei einem geistig und körperlich belasteten, mit Degenerationszeichen behafteten Individuum frühzeitig psychische und physische Impotenz eingetreten.

Beobachtung 4. Herr Z., 27 Jahre, ledig, wurde mir von seinem Vater zugeführt behufs ärztlichen Rathes, da er höchst nervös und offenbar sexuell nicht normal sei. Mutter und Muttersmutter waren geisteskrank gewesen. Der Vater zeugte ihn zu einer Zeit, wo er sehr nervenleidend war.

Pat. soll ein sehr lebhaftes und talentirtes Kind gewesen sein. Schon mit 7 Jahren bemerkte man bei ihm Masturbation. Er wurde vom 9. Jahr ab zerstreut, vergesslich, kam mit seinen Studien nicht recht vorwärts, bedurfte beständiger Nachhilfe und Protektion, absolvirte mühsam das Gymnasium und fiel während seines Freiwilligenjahrs durch Indolenz, Vergesslichkeit und verschiedene dumme Streiche auf.

Anlass zur Consultation bot ein Vorfall auf der Strasse, indem Z. sich an eine junge Dame angedrängt hatte und in höchst zudringlicher Weise und in grosser Aufregung dieselbe zu einer Conversation mit ihm hatte bestimmen wollen.

Pat. motivirte diesen Auftritt damit, dass er durch ein Gespräch mit einem anständigen Mädchen sich habe aufregen wollen, um dann zum Coitus mit einer Prostituirten potent zu sein!

Z.'s Vater bezeichnet ihn als einen von Hause aus gutartigen, moralischen, aber schlaffen, faden, mit sich zerfallenen, über seine schlechten Erfolge in der bisherigen Lebensführung oft desperaten, gleichwohl indolenten Menschen, der sich für nichts ausser für Zeichnen interessire, zu welchem er grosse Begabung besitze.

Das Aeussere des Pat. — sein plagiocephaler Schädel, seine grossen abstehenden Ohren, die mangelhafte Innervation des l. Mundfacialis, der neuropathische Ausdruck der Augen deuten auf eine degenerative neuropathologische Persönlichkeit.

Z. ist gross von Statur, von kräftigem Körperbau, eine durchaus männliche Erscheinung. Becken männlich, Hoden gut entwickelt, Penis auffallend gross, Mons veneris reichlich behaart, der rechte Hode hängt tiefer herab als der linke, der Cremasterreflex ist beiderseits schwach. Intellektuell ist Pat. unter dem Durchschnittsmittel. Er fühlt selbst seine Insufficienz, klagt über Indolenz und bittet, man möge ihn willensstark machen. Linkisches verlegenes Benehmen, scheuer Blick, schlaffe Haltuug deuten auf Masturbation. Pat. gesteht zu, dass er vom 7. Jahr ab bis vor 1½ Jahren ihr ergeben war, jahrelang 8—12mal täglich onanirte. Bis vor einigen Jahren, wo er neurasthenisch wurde (Kopfdruck, geistige Unfähigkeit, Spinalirritation u. s. w.), will er dabei immer grosses Wollustgefühl empfunden haben. Seither habe sich dieses verloren und der Reiz zur Masturbation sei von ihm gewichen. Er sei immer schüchterner, schlaffer, energieloser geworden, feig, furchtsam, habe an nichts Interesse, besorge seine Geschäfte nur aus Pflicht, fühle sich sehr abgespannt. An Coitus habe er nie gedacht, er begreife auch von seinem Standpunkt als Onanist nicht, wie andere am Coitus Vergnügen finden können.

Forschungen nach conträrer Sexualempfindung ergaben ein negatives Resultat.

Er will sich nie zu Personen des eigenen Geschlechts hingezogen gefühlt haben. Eher glaubt er noch hie und da eine übrigens schwache Inclination zu Frauenzimmern gehabt zu haben. Zur Onanie will er ganz von selbst gekommen sein, Im 13. Jahr bemerkte er zum erstenmal anlässlich masturbatorischer Manipulationen Ejaculation von Sperma.

Erst nach langem Zureden liess sich Z. herbei, seine Vita sexualis ganz zu entschleiern. Wie seine folgenden Mittheilungen erweisen, dürfte er als ein Fall von ideellem Masochismus mit rudimentärem Sadismus zu classificiren sein. Pat. erinnert sich bestimmt, dass schon mit 6 Jahren und ohne allen Anlass bei ihm „Gewaltvorstellungen“ auftauchten. Er musste sich vorstellen, das Stubenmädchen zwänge ihm die Beine auseinander, zeige einem andern seine, des Pat. Genitalien. versuche ihn in heisses oder kaltes Wasser zu werfen, um ihm Schmerz zu bereiten. Diese „Gewaltvorstellungen“ wurden mit wollüstigem Gefühl betont und der Anlass zu masturbatorischen Manipulationen. Pat. rief sie später auch willkürlich hervor, um sich zur Masturbation anzuregen. Auch in seinen Träumen spielte sie nunmehr eine Rolle. Zu Pollutionen führten sie aber nie, offenbar weil Pat. unter Tags masslos masturbirte.

Mit der Zeit gesellten sich zu diesen masochistischen Gewaltvorstellungen solche im Sinne des Sadismus. Anfangs waren es Bilder von Knaben, die einander gewaltsam masturbirten, die Genitalien abschnitten. Oft versetzte er sich dabei in die Rolle eines solchen Knaben, bald in passiver, bald in aktiver.

Später beschäftigten ihn Bilder von Mädchen und Frauen, die vor einander exhibitionirten; es schwebten ihm Situationen vor, wie z. B., dass das Stuben- einem anderen Mädchen die Beine auseinander zerre, dasselbe an den Schamhaaren reisse, ferner solche, in welchen Knaben grausam gegen Mädchen vorgingen, sie stachen, in die Genitalien zwickten.

Auch derlei Bilder wirkten jeweils sexuell erregend, jedoch empfand er nie Dränge, im Sinne solcher aktiv vorzugehen oder passiv solche an sich verwerthen zu lassen. Es genügt ihm, sie zu Automasturbation zu benutzen. Seit 1½ Jahren sind mit abnehmender sexueller Phantasie und Libido diese Bilder und Dränge selten geworden, aber ihr Inhalt ist derselbe geblieben. Masochistische Gewaltsvorstellungen überwiegen die sadistischen. Wenn er neuerlich einer Dame ansichtig wird, kommt ihm die Vorstellung, sie habe dieselben sexuellen Gedanken wie er. Daraus erklärt er zum Theil seine Verlegenheit im socialen Verkehr. Da Pat. gehört hatte, er werde seine ihm nachgerade lästigen sexuellen Vorstellungen los werden, wenn er sich an eine natürliche Geschlechtsbefriedigung gewöhne, machte er im Lauf der letzten 1½ Jahre zweimal den Versuch zu coitiren, obwohl er dagegen nur Widerwillen empfand und sich keinen Erfolg versprach. Der Versuch endete auch beidemale mit einem vollständigen Fiasco. Das zweite Mal empfand er beim bezüglichen Versuch solche Aversion, dass er das Mädchen von sich stiess und die Flucht ergriff.

Schon in den Fällen der Beobachtungen 2 und 3, noch mehr in der vorstehenden Beobachtung 4 finden sich neben dem Masochismus Elemente einer zweiten Perversion, der mit Wollust betonten aktiven Grausamkeit, also des Sadismus vor. Das Verhältniss dieser beiden Perversionen zu einander wird weiter unten erörtert werden. Hier sei nur constatirt, dass sie mitunter gleichzeitig in einem Individuum auftreten.

Bei dieser Gelegenheit sei der Versuch gemacht, die Grenze zu ziehen, bis zu welcher diese zwei Perversionen bei ihrer Verwirklichung in adäquaten Handlungen fortschreiten können. Beide haben natürlich mit ethischen und ästhetischen Gegenmotiven in Foro interno zu kämpfen. Nach der Ueberwindung dieser geräth aber der Sadismus bei seinem Hinaustritt in die Aussenwelt sofort mit dem Strafgesetze in Conflict. Mit dem Masochismus ist dies nicht der Fall, was eine grössere Häufigkeit masochistischer Akte zur Folge hat.

Dagegen tritt zu den inneren Widerständen beim Masochismus noch ein besonderes Element hinzu. In seiner äussersten Consequenz müsste er zu der Begierde führen, von einer Person des anderen Geschlechts verwundet, ja getödtet zu werden, so wie der Sadismus zum aktiven Lustmord. Solcher Consequenz stellt sich nun der Trieb der Lebenserhaltung entgegen, so dass es hier nicht zum Aeussersten kommt.

Wo aber das ganze Gebäude der masochistischen Vorstellungen nur in petto errichtet wird, da kann es in den Phantasien solcher Individuen selbst zu dieser äussersten Consequenz kommen, wie der folgende Fall zeigt.

Beobachtung 5. Ein Mann in mittleren Jahren, verheirathet und Familienvater, der stets eine normale Vita sexualis geführt hat, aber aus sehr „nervöser" Familie zu stammen angibt, macht folgende Mittheilung: In seiner frühen Jugend sei er beim Anblick einer Frauensperson, welche ein Thier mit einem Messer schlachtete, sexuell mächtig erregt worden. Von da ab habe er viele Jahre lang in der wollüstig betonten Vorstellung geschwelgt, von Weibern mit Messern gestochen und geschnitten, ja selbst getödtet zu werden. Später, nach Beginn des normalen Geschlechtsverkehrs, haben diese Vorstellungen den perversen Reiz für ihn gänzlich verloren.

Derartige Phantasien geben vielleicht den Schlüssel zum Verständniss des folgenden seltsamen Falles, welchen ich einer Mittheilung des Herrn Dr. Körber in Rankau i./Schl. verdanke.

Beobachtung 6. Eine Dame erzählte mir Folgendes: Als junges, unwissendes Mädchen wurde sie mit einem etwa 30jährigen Manne verheirathet. In der ersten Nacht ihres Ehelebens zwang er ihr ein Waschnäpfchen mit Seife in die Hände und wünschte dringend, ohne jedwede Liebesbezeugung, von ihr um Kinn und Hals (wie zum Barbieren) eingeschäumt zu werden. Die völlig unerfahrene junge Frau that es und war nicht wenig erstaunt, in den ersten Wochen ihres Ehelebens dessen Geheimnisse in absolut keiner anderen Form kennen zu lernen; der Mann erklärte ihr beständig, dass es ihm höchster Genuss sei, von ihr im Gesicht eingeschäumt zu werden. Nachdem sie später Freundinnen zu Rathe gezogen, brachte sie ihren Mann zur Ausübung des Coitus und hat (wie sie bestimmt versichert, von ihm) im Laufe der Jahre drei Kinder bekommen. Der Mann ist ein fleissiger und solider, aber kurz angebundener, mürrischer Mensch, seines Zeichens Kaufmann.

Es ist immerhin denkbar, dass der hier erwähnte Mann den Akt des Rasirens (resp. Einseifens als Vorbereitung dazu) als eine rudimentäre, symbolische Verwirklichung von Verletzungs- oder Tödtungsvorstellungen und Messer-Phantasien, wie sie der obige ältere Herr in seiner Jugend hatte, auffasste und auf diese Weise dadurch sexuell erregt und befriedigt wurde. Das vollkommene sadistische Gegenstück zu diesem so aufgefassten Falle liefert dann folgende Mittheilung eines Wiener Gewährsmannes:

Ein Mann in Wien besucht regelmässig mehrere Prostituirte, nur um ihnen das Gesicht einzuseifen und ihnen dann mit einem Rasirmesser so über das Gesicht zu fahren, als ob er ihnen einen Bart abscheeren wollte. Er verletzt die Mädchen dabei niemals, geräth aber in sexuale Erregung und ejaculirt während dieser Procedur.

Andere Fälle von rein symbolischem Masochismus sind die in meiner Psychopathia sexualis angeführten Beobachtungen 45, 46, 47. Ueber symbolischen Sadismus ibid. p. 69.

In anderen Fällen von Masochismus steht im Vordergrunde des perversen Vorstellungskreises nicht die Misshandlung oder Verletzung durch das Weib, sondern Akte, die vor Allem eine verächtliche, demüthigende Behandlung ausdrücken. Hierher gehört die Beobachtung 44 der Psychop. sex., wo sich ein masochistisch perverser Mann darin gefällt, sich von einem Weibe wie ein Pferd reiten zu lassen; hierher gehören die zahlreichen Fälle, in denen der Wunsch des Mannes getreten zu werden und der Fuss des Weibes eine grosse Rolle spielen.

Typisch für diese Gruppe von Masochisten ist der Fall, den Dr. Cox in Colorado berichtet hat (Psychop. sex., Beobachtung 40). Ganz gleicher Art, aber ausführlicher dargestellt und sorgfältig beobachtet ist der folgende neuere Fall, den ich der Güte des Herrn Dr. Moll in Berlin verdanke.

Beobachtung 7. O. L., 31 Jahr, Buchhalter in einer württembergischen Stadt, stammt aus belasteter Familie.

Patient ist ein grosser, starker, blühend aussehender Mann. Er ist im Allgemeinen von ruhigem Temperament, kann aber unter Umständen sehr heftig werden; er gibt selbst an, dass er streitsüchtig und rechthaberisch sei. L. ist von gutmüthigem Charakter und freigebig; bei geringem Anlass ist er zum Weinen geneigt. Auf der Schule galt er als ein begabter Schüler mit leichter Auffassungsgabe. Patient leidet an zeitweisen Congestionen nach dem Kopf, ist sonst aber ganz gesund; abgesehen davon, dass er sich in Folge seiner zu beschreibenden sexuellen Perversion sehr gedrückt uud oft schwermüthig fühlt.

Ueber erbliche Belastung ist wenig zu ermitteln.

Ueber die Entwickelung seines sexuellen Lebens ergibt sich aus den von dem Patieuten gemachten Angaben Folgendes:

Schon in frühester Jugend, und zwar 8 oder 9 Jahr alt, hatte L. den Wunsch, als Hund seinem Lehrer die Stiefel zu lecken. L. hält es für möglich, dass dieser Gedanke in ihm dadurch rege wurde, dass er einmal den Vorgaug gesehen, wie ein Hund dies in Wirklichkeit that; doch kann L. dies nicht mit Bestimmtheit angeben.

Jedenfalls scheint dem Patienten soviel sicher, dass die ersten bezüglichen Ideen ihm im Wachen, nicht im Traumzustande gekommen sind.

Von seinem 10.—14. Lebensjahre versuchte L. stets seinen Mitschülern und auch kleinen Mädchen die Stiefel zu berühren. Er wählte sich aber hierzu nur solche Mitschüler, die reiche und vornehme Eltern hatten. Einer von jenen, Sohn eines reichen Gutsbesitzers, hatte Reitstiefel; diese nahm L. in der Abwesenheit des Knaben in die Hände, schlug sich damit und drückte sie sich fest ins Gesicht. Ebenso machte es L. mit den eleganten Stiefeln eines Dragoneroffiziers.

Nach Eintritt der Pubertät übertrug sich das Verlaugen ausschliesslich auf das Schuhwerk des weiblichen Geschlechts. So war des Patienten Trachten beim Schlittschuhlaufen stets darauf gerichtet, Damen und Mädchen die Schlittschuhe an- und abzuschnallen, er wählte aber stets nur solche weibliche Personen, die reich und vornehm waren und recht elegante Stiefel hatten. Auf der Strasse und überall sah L. stets nach eleganten Stiefeln; die Vorliebe für diese ging so weit, dass er Sand oder Schmutz, der die eingedrückten Spuren jener trug, iu sein Portemonnaie, ja sogar öfter in den Mund steckte. Schon als 14jähriger Knabe ging L. in Bordelle uud besuchte öfter ein Café chantant, lediglich um sich am Anblick eleganter Stiefel (weniger Schuhe) aufzuregen. In die Schulbücher, an die Wände von Closets, malte L. Stiefel. Im Theater sah er nur nach den Schuhen von Damen. Stuudeulang lief L. auf der Strasse und auf Dampfschiffen Damen nach, die elegante Stiefel trugen; mit Entzücken dachte er hierbei daran, wie er wohl dazu gelangeu könnte, die Stiefel zu berühren. Diese eigenthümliche Vorliebe für Stiefel ist bis heute bestehen geblieben. Der Gedanke, sich von Damen mit ihren Stiefeln treten zu lassen oder dieselben küssen zu dürfen, bereitet L. die grösste Wollust. Vor Schuhläden blieb und bleibt er stehen, nur um die Stiefel zu betrachten. Namentlich reizt ihn die Eleganz des Stiefels.

Am liebsten hat Patient hoch geknöpfte oder geschnürte Stiefel mit hohen Absätzen; aber auch weniger elegante Stiefel eventuell mit niedrigen Absätzen regen den Patienten auf, wenn deren Trägerin eine recht reiche, vornehme und namentlich stolze Dame ist.

Mit 20 Jahren versuchte L. den Coitus, war aber nicht dazu im Stande, „trotz der grössten Anstrengung", wie Patient meint. Gedanken an Schuhe hatte Patient während des Beischlafversuches nicht; hingegen hatte er es versucht, sich vorher an Schuhen sexuell aufzuregen; er behauptet, dass die zu grosse Aufregung das Misslingen des Coitus verschuldete. Er hat bis jetzt, wo er 31 Jahr alt ist, den Coitus 4—5mal, jedesmal vergebens, versucht; bei dem einen Versuche hatte der durch seine Krankheit schon tief bedauernswerthe Patient noch das Unglück, sich eine Lues zuzuziehen. Auf die Frage, wie sich denn Patient den höchsten Wollustakt denke, erklärte er: „Meine grösste Wollust ist es, mich nackt auf den Fussboden zu legen und mich dann von Mädchen mit eleganten Stiefeln treten zu lassen; natürlich ist dies nur in Bordellen möglich." Es sind übrigens nach Angabe des Patienten in manchen Bordellen diese sexuellen Perversionen von Männern wohl bekannt, ein Beweis, dass diese keine so grosse Seltenheit sind; die Bordellmädchen nennen derartige Männer häufig „Stiefelfreier" Uebrigens hat Patient nur sehr selten den Wollustakt, so wie er für ihn am schönsten und angenehmsten ist, wirklich zur Ausführung gebracht. Gedanken, die ihn zum Beischlaf trieben, hat Patient gar nicht, wenigstens nicht in dem Sinne, dass dabei etwa eine Einführung des Gliedes in die Scheide stattfinde; darin kann Patient keinerlei Genuss finden. Ja er hat allmählig eine Furcht vor dem Coitus erworben, die sich aus den mehrfach misslungenen Versuchen genügend erklären lässt, da der Patient selbst angibt, dass das Nichtvollendenkönnen des Coitus ihn ausserordentlich genire. Eigentliche Onanie, bei der das Objekt der Liebe nicht vorhanden und nur vorgestellt war, hat Patient nie getrieben, wenn nicht die unten zu erwähnende Lektüre der „Venus im Pelz" als solche anzusehen ist. Abgesehen von wenigen Fällen, wo Patient durch Onanie an Stiefeln oder auf ähnliche Weise seinen Geschlechtstrieb befriedigte, kennt er eine solche Befriedigung nicht, da es bei der Aufregung durch Stiefel fast stets bei Erectionen bleibt und höchstens zeitweise langsame kleine Ergüsse einer Flüssigkeit stattfinden, die Patient für Samen hält.

Ein blosser Schuh, den L. sieht, und der von keiner Person getragen wird, regt ihn entschieden auch auf; aber bei weitem nicht so sehr, wie der von einem Weibe getragene Schuh. Ganz neue, noch nicht getragene Schuhe regen den Patienten viel weniger auf als getragene, die aber noch nicht abgetragen sein dürfen und noch möglichst neu aussehen müssen; diese reizen den Patienten am meisten.

Es reizt den Patienten, wie erwähnt, auch der Damenstiefel, wenn er nicht getragen wird. L. denkt sich dann die betreffende Dame dazu; er drückt den Stiefel an seine Lippen und an seinen Penis. L. würde „vor Entzücken vergehen", wenn eine anständige stolze Dame ihn mit ihren Schuhen treten würde.

Abgesehen von den oben genannten Eigenschaften der Weiber (Stolz, Reichthum, Vornehmheit), die mit der Eleganz der Stiefel einen besonderen Reiz gewähren, sind dem Patienten auch die körperlichen Vorzüge des weiblichen Geschlechts keineswegs gleichgiltig.

Er schwärmt für schöne Damen auch ohne an Stiefel zu denken, aber es ist dies keine auf geschlechtliche Befriedigung gerichtete Liebe. Selbst in Verbindung mit den Stiefeln spielen die körperlichen Reize eine Rolle; eine hässliche und alte Frau könnte den Patienten selbst mit den elegantesten Stiefeln nicht reizen; auch die sonstige Kleidung und andere Verhältnisse spielen eine wesentliche Rolle, wie sich schon aus dem Umstande ergibt, dass elegante Stiefel von stolzen vornehmen Damen ganz besonders erregend auf den Patienten wirken. Ein ungebildetes Dienstmädchen in seinem Arbeitsanzuge würde den Patienten selbst mit den elegantesten Stiefeln nicht erregen.

Schuhe und Stiefel von Männern üben jetzt auf den Patienten keinerlei Reiz mehr aus; auch sonst fühlte sich Patient niemals sexuell auch nur im geringsten zu Männern hingezogen.

Hingegen treten sonst Erectionen bei dem Patienten sehr leicht auf. Wenn ein Kind auf seinen Schooss sitzt, wenn er einen Hund oder ein Pferd längere Zeit berührt, wenn er auf der Eisenbahn fährt oder reitet, so treten Erectionen auf, und zwar wie Patient vermuthet, in den letzten Fällen durch die Erschütterung.

Jeden Morgen hat er Erectionen, und er ist im Stande, innerhalb sehr kurzer Zeit seinen Penis dadurch steif zu machen, dass er an die ihm angenehme Behandlung mit den Stiefeln denkt. Früher traten des Nachts öfter Pollutionen auf, etwa alle 3—4 Wochen, während sie jetzt seltener, etwa alle 3 Monate einmal eintreten.

Bei seinen erotischen Träumen wird Patient fast stets von denselben Gedanken sexuell erregt, die dies im Wachen thun. Seit einiger Zeit glaubt Patient, Samenerguss bei den Erectionen zu fühlen; doch schliesst er dies nur daraus, dass er an der Spitze des Penis stets etwas Nasses fühle.

Lektüre, die in die sexuelle Sphäre des Patienten fällt, regt ihn ausserordentlich auf, so z. B. wird er von der Lektüre der „Venus im Pelz" von Sacher-Masoch [1]) so erregt, „dass der Same nur so von ihm läuft"

Uebrigens bildet für L. diese Art des Samenergusses bei dieser Lektüre eine entschiedene Befriedigung seines Geschlechtstriebes.

Die von mir an den Patienten gerichtete Frage, ob denn Schläge, die er von einem Weibe empfinge, ihn auch aufregen würden, glaubt er bejahend beantworten zu müssen. Zwar hat Patient nie direkt einen derartigen Versuch

---

[1]) In dieser Erzählung schildert der Schriftsteller einen Mann, dessen Hauptwollust es ist, von einem schönen Weib, das er liebt, als Sklave behandelt zu werden. Es finden sich hier ausser zahlreichen Stellen, wo der Mann von dem Weibe gepeitscht wird, auch solche, wo dieses ihn mit Füssen tritt. Es ist dies derjenige Akt, der in dem oben beschriebenen Falle das Hauptaufregungsmittel bildet.

gemacht, aber scherzhaft ausgeführte Schläge waren ihm jedenfalls stets eine grosse Annehmlichkeit.

Besonders aber würde es dem Patienten einen grossen Reiz gewähren, wenn er von dem Weibe, selbst ohne Stiefel, mit den blossen Füssen gestossen würde. Aber er glaubt nicht, dass die Schläge als solche die Aufregung bewirken würden, sondern der Gedanke, von dem Weibe misshandelt zu werden, was ebenso wie durch Schläge auch durch grobe Scheltworte geschehen könnte; übrigens würden Schläge und Scheltworte nur dann erregend wirken, wenn sie von einer stolzen und vornehmen Dame herkommen.

Ueberhaupt ist es im Allgemeinen das Gefühl der Demuth und hündischen Ergebung, das dem Patienten Wollust bereitet.

„Würde mir," so erzählt Patient, „eine Dame befehlen, auf sie zu warten, wenn auch in strenger Kälte, so würde ich trotzdem Wollust empfinden."

Patient antwortet auf die Frage, ob denn auch beim Stiefel ihn das Gefühl der Demüthigung überkäme: „Ich glaube, dass diese allgemeine Leidenschaft der eigenen Demüthigung sich speciell auf den Stiefel der Damen concentrirt habe, da es ja symbolisch ist, dass Jemand ‚nicht werth ist, einem anderen die Schuhriemen zu lösen' und überhaupt ein Untergebener kniet."

Die Strümpfe des Weibes üben auf den Patienten auch eine erregende Wirkung aus, aber nur im geringen Grade und vielleicht nur durch Erwecken der Vorstellung der Stiefel. Die Leidenschaft für Damenschuhe hatte bei dem Patienten immer mehr zugenommen, nur in den letzten Jahren glaubt er eine Abnahme zu bemerken; er geht nur sehr selten zu einem öffentlichen Mädchen, ist aber auch dann im Stande, sich mehr zurückzuhalten. Dennoch beherrscht ihn diese Leidenschaft noch vollständig, jeder andere Genuss wird dem Patienten dadurch vereitelt; ein hübscher Damenstiefel würde des Patienten Blick von der schönsten Landschaft abziehen können. Er geht jetzt oft des Nachts in Hotels durch die Corridore und sucht elegante Damenstiefel aus, die er dann küsst und gegen sein Gesicht, Hals, hauptsächlich aber gegen seinen Penis drückt.

Der durchaus bemittelte Patient ist vor einiger Zeit eigens nach Italien gereist, nur mit dem Wunsche, unerkannt bei einer reichen vornehmen Dame Bedienter zu werden; der Plan misslang jedoch.

Eine Behandlung des Patienten, der nur zur Consultation erschien, hat bisher nicht stattgefunden.

Die oben mitgetheilte Krankengeschichte reicht bis in die allerletzte Zeit, in der Patient mir über sein Befinden briefliche Mittheilungen gemacht hat.

Eines ausführlichen Commentars bedarf die obige Krankengeschichte nicht. Sie scheint mir eines der besten Krankheitsbilder, das geeignet ist, die von v. Krafft-Ebing angenommene Verwandtschaft zwischen Stiefel-Fetischismus und Masochismus zu illustriren.

Der Hauptreiz für den Patienten ist, wie er — ohne dass derartige Antworten in ihn hineinexaminirt wurden — immer wieder betont, die eigene Unterwürfigkeit dem Weibe gegenüber, das möglichst hoch über ihm stehen soll durch Stolz und vornehme Stellung (Dr. Moll).

Beobachtung 8. Masochismus. Schuhfetischismus. Herr X., Ingenieurpraktikant, 25 Jahre alt, von gesunden Eltern, früher nie erheblich krank, stellte mir folgende Selbstbiographie zur Verfügung: Ich begann mit 10 Jahren zu onaniren, ohne indessen dabei jemals einen wollüstigen Gedanken zu haben. Indessen übte doch schon damals — das weiss ich genau — der Anblick und die Berührung eleganter Mädchenstiefel einen eigenen Zauber auf mich aus; mein höchster Wunsch war, auch solche Stiefel tragen zu dürfen, ein Wunsch, der bei gelegentlichen Maskeraden wohl auch in Erfüllung ging. Dann war es noch ein ganz anderer Gedanke, der mich peinigte: es war nämlich mein Ideal, mich in gedemüthigter Situation zu sehen, ich wäre gern Sklave gewesen, wollte gezüchtigt sein, kurz, ganz der Behandlung theilhaftig werden, die man in den vielen Sklavengeschichten beschrieben findet. Ob durch die Lektüre dieser Bücher dieser Wunsch in mir entstanden ist, oder spontan, weiss ich nicht anzugeben.

Mit 13 Jahren trat die Pubertät ein, mit den eintretenden Ejaculationen stieg das Wollustgefühl und ich onanirte häufiger, oft 2 oder 3mal am Tage. Während der Zeit vom 12.—16. Jahre hatte ich während des onanistischen Aktes immer die Vorstellung, ich würde gezwungen, Mädchenstiefel zu tragen. Der Anblick eines eleganten Stiefels am Fusse eines nur einigermassen hübschen Mädchens berauschte mich, namentlich zog ich gern mit Begier den Ledergeruch in meine Nase. Um Leder auch während des Onanirens zu riechen, kaufte ich mir Ledermanschetten, die ich beroch, während ich onanirte. Meine Schwärmerei für lederne Damenstiefel ist noch heute dieselbe, nur vermengt sie sich seit dem 17. Lebensjahre mit dem Wunsche, Diener sein zu können, vornehmen Damen die Stiefel wichsen zu dürfen, sie ihnen an- und ausziehen zu müssen u. dergl.

Meine nächtlichen Träume bestehen stets in Schuhscenen: entweder ich stehe vor dem Schaufenster eines Schuhladens, event. betrachte die eleganten Damenschuhe, namentlich die Knöpfschuhe, oder ich liege vor den Füssen einer Dame und beriechc und belecke ihre Schuhe. Seit etwa einem Jahr habe ich die Onanie aufgegeben und gehe ad puellas; der Coitus kommt zu Stande durch festes Denken an Damenknöpfstiefel, event. nehme ich den Schuh der puella mit ins Bett. Beschwerden habe ich durch meine frühere Onanie nie gehabt. Ich lerne leicht, habe ein gutes Gedächtniss, habe, so lange ich lebe, noch keine Kopfschmerzen gehabt. — So weit über mich.

Nur noch ein paar Worte über meinen Bruder: Ich bin fest davon überzeugt, dass auch er Schuhfetischist ist; unter vielen anderen Thatsachen, die mir das beweisen, sei nur die eine hervorgehoben, dass es ein grosses Vergnügen für ihn ist, sich von einer (bildschönen) Cousine treten zu lassen. Im Uebrigen mache ich mich anheischig, von jedem Manne, der vor einem Schuhladen stehen bleibt und sich die ausgelegten Schuhe ansieht, auszusagen, ob er „Fussfreier“ ist oder nicht. Diese Anomalie ist ungemein häufig; wenn ich in Bekanntenkreisen die Unterhaltung darauf leite, was am Weibe reize, hört man ungemein häufig aussprechen, dass es viel mehr das bekleidete, als das nackte Weib sei; wohl aber hütet sich ein jeder, seinen speciellen Fetisch zu nennen. — Auch einen Onkel von mir halte ich für einen Schuhfetischisten.

Zusammengehalten mit den obigen Thatsachen gewinnt folgende Notiz, welche ich bei Pascal (Igiene dell' amore) finde, Verständniss.

Ein Mann in Paris pflegte Abends eine Prostituirte zu miethen unter folgenden Bedingungen:

Sie musste vor ihm hergehen, bei allen Bänken der öffentlichen Anlage Halt machen, den Fuss draufsetzen, wie um etwas an ihren Kleidern zu ordnen und dabei den Fuss sehen lassen.

Wenn der Herr genug hatte, entliess er das Mädchen und zahlte höchst befriedigt von diesem Genuss 20 Francs. Den Vorzug hatten bei ihm Weiber mit schwarzen Stiefeln.

Solche Fälle, in denen innerhalb eines ausgebildeten Vorstellungskreises der Fuss und der Schuh oder der Stiefel des Weibes, als Werkzeug der Demüthigung aufgefasst, Gegenstand eines besonderen sexuellen Interesses geworden, sind zahlreich. Sie bilden in vielfachen leicht zu verfolgenden Abstufungen den nachweisbaren Uebergang zu anderen Fällen, in welchen die masochistischen Neigungen immer mehr in den Hintergrund treten und nach und nach unter die Schwelle des Bewusstseins tauchen, während das Interesse für den Frauenschuh, scheinbar als ein ganz unerklärliches, allein im Bewusstsein stehen bleibt. Letztere sind die zahlreichen Fälle von Schuhfetischismus.

Diese sehr zahlreichen Fälle der Schuhverehrer, die, wie alle Fetischisten, auch forensisches Interesse bieten (Schuhdiebstähle), bilden ein Grenzgebiet zwischen Masochismus und Fetischismus. Man kann sie wohl zum grössten Theil oder alle als larvirten Masochismus (mit unbewusst gebliebener Motivation) auffassen, wobei der Fuss oder Schuh des Weibes als Fetisch des Masochisten zu selbständiger Bedeutung gelangt ist. Vergl. Psychop. sex. p. 90.

Eine letzte Gruppe von Masochisten, bei welchen gleichfalls öfters larvirter Masochismus im Spiele ist, bilden jene perversen Männer, welche im Sinne einer ersehnten, äussersten Erniedrigung der Person, von einem Drang zu ekelhaften Handlungen und Dingen, Secrete und Excremente von Weibern etc., beherrscht werden. Ibid. p. 87 [1]).

---

[1]) Als ein weiteres Argument für die Auffassung der dort geschilderten widerlichen Vorgänge als Ausdrucksmittel der Selbsterniedrigung sei hier noch auf den Umstand hingewiesen, dass im Volksmunde wie bekannt der Ausdruck der Verachtung im Gebrauch der Excrementalzote (à la Götz von Berlichingen) besteht.

In der wissenschaftlichen Literatur hat der Masochismus bis auf die jüngste Zeit keine Beachtung gefunden. Zu erwähnen wäre nur, dass Tarnowsky (die krankhaften Erscheinungen des Geschlechtssinns, Berlin 1886) die Erfahrung mittheilt, dass ihm glücklich verheirathete, geistreiche Männer vorgekommen sind, die von Zeit zu Zeit einen unwiderstehlichen Drang fühlten, sich selbst der gröbsten cynischen Behandlung zu unterwerfen — Schimpfworte, Schläge von Kynäden, aktiven Päderasten oder Prostituirten zu empfangen. Bemerkenswerth ist auch Tarnowsky's Erfahrung, dass bei gewissen, der passiven Flagellation Ergebenen Schläge allein und zuweilen selbst blutige, nicht den gewünschten Erfolg (Potenz oder wenigstens Ejaculation beim Flagelliren) haben. „Man muss den Betreffenden dann mit Gewalt entkleiden oder ihm die Hände binden, ihn an eiue Bank befestigen u. s. w., wobei er sich anstellt, als ob er sich widersetzt, schimpft und scheinbar einigen Widerstand leistet. Nur unter solchen Bedingungen bewirken die Ruthenschläge eine Erregung, die zum Sameuerguss führt."

Auch Coffignon (La corruption à Paris) hat in seinem Buch ein Capitel „Les passionels", das Beziehungen zu uusereu Thema bietet.

Oswald Zimmermann's Schrift „Die Wonne des Leids", Leipzig 1885, enthält manchen Beitrag aus der Cultur- und Literaturgeschichte zu unserem Thema. (Doch darf das Gebiet des Masochismus mit dem in jener Schrift behandelten Hauptthema, dass [unerwiderte] Liebe Leid schafft, nicht confundirt werden, wie dort stellenweise geschieht.)

Der heute im Dunkeln schleichende Masochismus hat vielleicht einmal eine culturhistorische Erscheinung von grosser Bedeutuug hervorgerufen, deren Nachwirkungen noch in unserem heutigen socialen Leben bemerkbar sind — ich meine den höfischen Frauendienst des Mittelalters. Dessen masochistischer Charakter wird besonders deutlich an einzelnen extremen Erscheinungen, wie z. B. die Thaten und Leiden des Ulrich von Lichtenstein oder des Pierre Vidal im Dienste ihrer Damen, oder das Treiben der Bruderschaft der „Galois" in Frankreich, welche ein Martyrium der Liebe suchten und sich allerlei Qualen unterzogen [1]).

Bleiben wir aber bei dem, was allgemeiu höfische Sitte war, so finden wir die Verehrung der Fraueu als „Herrinneu" in der Gesellschaft und im einzelnen Liebesverhältniss, die Uebertragung des

---

[1]) Carl Julius Weber, Das Ritterwesen. Stuttgart 1836. I, p. 280.

Lehns- und Vasallenverhältnisses auf die Beziehung zwischen dem Ritter und seiner Dame[1]), die Unterwerfung unter alle weibliche Launen, die Liebesproben und Gelübde, die Verpflichtung zum Gehorsam gegen alle Gebote der Damen, welchen Andreas Capellanus, der Codificator der Galanterie jener Zeit, nachdrücklich fordert[2]).

Das sind doch recht auffällige Erscheinungen gegenüber der Behandlung des weiblichen Geschlechts bis zu dieser Zeit und gegenüber der inferioren Stellung der Frauen in jeder anderen ernsthaften Beziehung zu jeder Zeit!

Allerdings hat stets der Liebhaber sich vom Gegenstande seiner Liebe abhängig gefühlt und deshalb finden wir schon in der antiken Literatur Ausdrücke wie „domina" für die Geliebte und das beliebte Bild vom Fesselntragen (z. B. Telephum puella tenet grata compede vinctum, Horaz, Od. IV. 11); damit sind wir aber noch weit entfernt vom systematischen und erniedrigenden Frauendienst des Mittelalters und seiner buchstäblichen Ausführung der Launen der Herrin.

Dieser Frauendienst bleibt das grosse Paradoxon der Sittengeschichte. Alle Erklärungsversuche sind bis jetzt gescheitert. Dass der Einfluss christlicher Ideen durchaus nicht zur Erklärung herangezogen werden kann, wie man versucht hat, weist unter Anderen J. Falke[3]) schlagend nach. Auch die allgemeine ritterliche Idee — die Schonung der Schwachen — erklärt hier nichts. Sie hat auf allen Gebieten Härten gemildert, nirgends aber das Verhältniss umgekehrt wie hier. Ich halte es nun für denkbar, dass in jener Zeit, die an den sonderbarsten Psychosen laborirte, einige Köpfe mit masochistischen Verirrungen zur Welt gekommen sind, deren Sonderbarkeiten in einer für extravagante Ideen aller Art so empfänglichen Gesellschaft Beifall und Verbreitung gefunden haben. Nach den Gesetzen der Massenpsychosen haben diese Dinge, von ihrem ursprünglichen Entstehungsgrunde losgelöst, durch Ansteckung sich in der Welt verbreitet und sind in ihren Ausläufern bis zu uns gekommen, denn in unseren heutigen Gebräuchen steckt bekanntlich noch ein Erbtheil aus der Zeit des mittelalterlichen Frauendienstes.

---

[1]) Carl Weinhold, Die deutschen Frauen in dem Mittelalter. Wien 1882. I. p. 271.

[2]) Méray, La vie au temps des cours d'amour. Paris 1867. p. 180.

[3]) Die ritterliche Gesellschaft im Zeitalter des Frauencultus. Berlin 1862. p. 49.

Nach dieser probabeln Massenerscheinung des Masochismus sei aus der Literatur eine interessante Einzelerscheinung herausgehoben, die sich an einen der berühmtesten Namen aller Zeiten anknüpft. Aus den „Confessions“ von Jean Jacques Rousseau geht hervor, dass auch er mit Masochismus behaftet war.

Rousseau, bezüglich dessen Lebens- und Krankheitsgeschichte auf Möbius (J. J. Rousseau's Krankengeschichte, Leipzig 1889) und Chatelain (La folie de J. J. Rousseau, Neuchatel 1890) verwiesen sein mag, erzählt in seinen Confessions (I. Theil, 1. Buch), wie sehr ihm Frl. Lambercier, 30 Jahre alt, imponirte, als er 8 Jahre alt bei ihrem Bruder in Pension und Lehre war. Ihre Besorgniss, wenn er eine Frage nicht gleich zu beantworten wusste, die Drohung der Dame, ihm Ruthenstreiche zu geben, wenn er nicht brav lerne, machten auf ihn den tiefsten Eindruck. Nachdem er eines Tages Schläge von der Hand des Frl. L. bekommen hatte, empfand er neben Schmerz und Scham ein wollüstig sinnliches Gefühl, das ihn mächtig erregte, neue Züchtigungen davon zu tragen. Nur aus Furcht, die Dame damit zu betrüben, unterliess es Rousseau, weitere Gelegenheiten, sich diesen wollüstigen Schmerz zu verschaffen, zu provociren. Eines Tags zog er sich aber unbeabsichtigt eine neue Züchtigung von der Hand der L. zu. Sie war die letzte, denn Frl. L. musste von dem eigenartigen Effekt dieser Züchtigung etwas bemerkt haben, und liess von nun an den 8jährigen Knaben auch nicht mehr in ihrem Zimmer schlafen. Seither fühlte R. das Bedürfniss, sich von Damen, die ihm gefielen, à la Lambercier züchtigen zu lassen, obwohl er versichert, bis zum Jünglingsalter von Beziehungen der beiden Geschlechter zu einander nichts gewusst zu haben. Bekanntlich wurde R. erst mit 30 Jahren durch Madame de Warrens in die eigentlichen Mysterien der Liebe eingeweiht und seiner Unschuld verlustig. Bis dahin hatte er nur Gefühle und Dränge zu Weibern im Sinne passiver Flagellation und sonstiger masochistischer Vorstellungen gehabt.

Rousseau schildert in extenso, wie sehr er bei seinem grossen sexuellen Bedürfniss unter seiner eigenartigen, zweifellos durch die züchtigenden Ruthenstreiche geweckten Sinnlichkeit litt, schmachtend in der Begierde und ausser Stand, ihr Verlangen zu offenbaren. Es wäre aber irrig zu glauben, dass es Rousseau bloss um seine Flagellation zu thun gewesen wäre. Diese erweckte nur einen dem Masochismus zuzuzählenden Vorstellungskreis. Darin liegt jedenfalls der psychologische Kern der interessanten Selbstbeobachtung. Das

Wesentliche bei R. war das Unterwerfungsgefühl unter das Weib. Dies geht klar aus seinen „Confessions“ hervor, in welchen er ausdrücklich hervorhebt:

„Être aux genoux d'une maîtresse impérieuse, obéir à ses ordres, avoir des pardons à lui demander, étaient pour moi de très douces jouissances.“

Diese Stelle beweist doch, dass das Bewusstsein der Unterwerfung, Demüthigung vor dem Weibe die Hauptsache war.

Freilich war Rousseau selbst in einem Irrthum befangen, indem er annahm, dass dieser Drang, sich vor einem Weibe zu demüthigen, allein durch Ideenassociation aus der Vorstellung der Flagellation entstanden sei:

„N'osant jamais déclarer mon goût, je l'amusais du moins par des rapports qui m'en conservaient l'idée.

Erst im Zusammenhang mit den jetzt constatirten so zahlreichen Fällen von Masochismus, unter denen so viele sind, welche mit Flagellation durchaus nichts zu thun haben, so dass der primäre und rein psychische Charakter des Erniedrigungstriebes klar wird, kann die volle Einsicht in Rousseau's Fall gewonnen und der Irrthum aufgedeckt werden, in den er bei der Selbstzergliederung seines Zustandes nothwendig gerathen musste.

Mit Recht macht auch Binet (Revue anthropologique XXIV. p. 256), welcher den Fall Rousseau eingehend analysirt, auf diese masochistische Bedeutung desselben aufmerksam, indem er sagt: „Ce qu'aime Rousseau dans les femmes, ce n'est pas seulement le sourcil froncé, la main levée, le regard sévère, l'attitude impérieuse, c'est aussi l'état émotionnel, dont ces faits sont la traduction extérieure; il aime la femme fière, dédaigneuse, l'écrasant à ses pieds du poids de sa royale colère.“

Die Erklärung dieses psychologischen räthselhaften Factums sucht und findet Binet in seiner Annahme, dass es sich hier um Fetischismus handle, nur mit dem Unterschied, dass Objekt des Fetischismus, also Gegenstand der individuellen Anziehung (Fetisch) nicht eine körperliche Sache, wie z. B. eine Hand, ein Fuss, sondern eine geistige Eigenschaft sein kann. Er nennt diese Schwärmerei „amour spiritualiste“ im Gegensatz zu „amour plastique“, wie sie der gewöhnliche Fetischismus aufweist.

Diese Bemerkungen sind geistreich, zutreffend, aber sie geben nur ein Wort zur Bezeichnung einer Thatsache, keine Erklärung für dieselbe. Ob überhaupt eine Erklärung möglich sei, wird uns später beschäftigen.

Auch bei dem berühmten oder berüchtigten französischen Schriftsteller C. P. Baudelaire, welcher in Geisteskrankheit endigte, finden sich Elemente von Masochismus (und Sadismus).

Baudelaire entstammt einer Familie von Irren und Ueberspannten. Er war von Jugend auf psychisch abnorm. Entschieden krankhaft war seine Vita sexualis. Er hatte Liebesverhältnisse mit hässlichen, widerwärtigen Personen, Negerinnen, Zwerginnen, Riesinnen. Gegen eine sehr schöne Frau äusserte er den Wunsch, sie an den Händen aufgehängt zu sehen und ihr die Füsse küssen zu dürfen. Die Schwärmerei für den nackten Fuss erscheint auch in einem seiner fieberglühenden Gedichte als Aequivalent für den Geschlechtsgenuss. Er erklärte die Weiber für Thiere, die man einsperren, schlagen und gut füttern muss. Diese masochistische und sadistische Neigungen verrathende Persönlichkeit ging in paralytischem Blödsinn zu Grunde. (Lombroso, Der geniale Mensch, übers. von Fränkel. p. 83.)

In der neueren Roman- und Novellenliteratur ist die psychosexuale Perversion, welche den Gegenstand dieser Studie bildet, von Sacher-Masoch behandelt worden, dessen bereits mehrfach erwähnte Schriften geradezu typische Bilder des perversen Seelenlebens derartiger Männer entwerfen und die Darstellung solcher Vorgänge zu ihrem Hauptinhalte und Lieblingsthema haben.

Dahin gehören vor allem die „Venus im Pelz“ in „Vermächtniss Kains“, „Liebesgeschichten aus verschiedenen Jahrhunderten“, die „Geschiedene Frau“, die „Messalinen Wiens“ etc. Ferner eine Novellensammlung seiner Frau (pseudonym Wanda von Dunajew), die bei Fröben, Leipzig 1879, erschien und den Titel führt „Echter Hermelin“.

Auf Sacher-Masoch's Schriften berufen sich viele von dieser Perversion Ergriffene, wie aus den obigen Beobachtungen ersichtlich, ausdrücklich als auf typische Darstellungen ihres eigenen psychischen Zustandes.

Zola hat in seiner „Nana“ eine masochistische Scene.

2. Masochismus des Weibes.

Beim Weibe ist die willige Unterordnung unter das andere Geschlecht eine physiologische Erscheinung. In Folge seiner passiven Rolle bei der Fortpflanzung und den von jeher bestehenden socialen Zuständen sind für das Weib mit der Vorstellung geschlechtlicher Beziehungen überhaupt die Vorstellungen der Unterwerfung untrennbar verbunden. Sie bilden sozusagen die Obertöne, welche die Klangfarbe weiblicher Gefühle bestimmen.

Der Kenner der Culturgeschichte weiss, in welchem Verhältnisse der absoluten Unterwerfung das Weib von jeher bis zu relativ hohen Culturzuständen gehalten wurde [1]), und ein aufmerksamer Beobachter des Lebens kann heute noch leicht erkennen, wie die Gewöhnung unzähliger Generationen, im Verein mit der passiven Rolle, welche die Natur dem Weibe zugewiesen hat, diesem Geschlechte eine instinctive Neigung zur freiwilligen Unterordnung unter den Mann angebildet hat; er wird bemerken, dass von den Frauen ein stärkeres Betonen der üblichen Galanterie höchst abgeschmackt gefunden, ein Abweichen davon nach der Seite eines herrischen Benehmens zwar mit lautem Tadel, aber mit heimlichem Behagen aufgenommen wird. Unter dem Firniss unserer Salonsitten ist überall der Instinkt der Frauendienstbarkeit erkennbar.

Dass es unter solchen Umständen nicht zur „Poesie“ symbolischer Unterwerfungsakte kommt, hat seinen Grund theilweise darin, dass der Mann nicht die Eitelkeit des Schwachen besitzt, der die Sachlage zur Ostentation seiner Macht benützen würde (wie die Damen des Mittelalters), sondern lieber reelle Vortheile herausschlägt. Der Barbar lässt die Frau für sich ackern, der Culturphilister lässt sich von ihr die Pfeife stopfen. Das thut sie nicht gezwungen, sondern mit Freuden.

Fälle pathologischer Steigerung dieses Instinkts der Unterordnung im Sinne eines Masochismus des Weibes dürften oft genug vorkommen, werden aber in ihren Entäusserungen durch die Sitte

---

[1]) Die Rechtsbücher des frühsten Mittelalters gaben dem Manne das Tödtungs- die des späten noch das Züchtigungsrecht über sein Weib. Von letzterem wurde auch in höheren Ständen ausgiebig Gebrauch gemacht (vergl. Schultze, Das höfische Leben zur Zeit des Minnesangs, Bd. I, p. 163 f.). Daneben steht unvermittelt der paradoxe Frauendienst des Mittelalters (s. oben p. 33).

reprimirt. Uebrigens thun viele junge Frauen nichts lieber, als vor ihren Männern oder Geliebten auf den Knieen zu liegen. Bei allen slavischen Völkern sollen sich die Weiber der niederen Stände unglücklich fühlen, wenn sie von ihren Männern nicht geprügelt werden.

Ein ungarischer Gewährsmann theilt mir mit, dass die Bäuerinnen des Somogy'er Comitates sich nicht eher von ihrem Manne geliebt glauben, bevor sie nicht die erste Ohrfeige als Liebeszeichen erhalten haben.

Beobachtungen von Masochismus des Weibes beizubringen, dürfte dem ärztlichen Forscher schwer fallen. Innere und äussere Widerstände, Schamgefühl und Sittsamkeit stellen naturgemäss beim Weibe dem Durchbruch perverser sexueller Triebe nach aussen fast unüberwindliche Hindernisse entgegen.

So kommt es, dass bis jetzt nur ein einziger Fall von Masochismus des Weibes wissenschaftlich constatirt ist; und dieser ist von verdunkelnden Nebenumständen begleitet. (Vergl. Psychopathia sexualis Beobachtung 60.)

Von grossem Interesse ist es, dass derlei in dichterischen Werken vorkommt. Wenn auch solche nicht den Werth von Krankengeschichten haben können, so haben sie doch mindestens psychologisches Interesse, insofern der Autor aus seiner Erfahrung geschöpft oder wenigstens derlei empfunden haben muss.

Das bemerkenswertheste Beispiel von Masochismus des Weibes in der belletristischen Literatur stellt Kleist's „Käthchen von Heilbronn" dar.

Kleist schildert in seinem „Käthchen" ein Mädchen, das in brünstiger Liebe zu einem Ritter entbrannt, der Familien- und der eigenen Ehre nicht achtend, wie von einem Zauber getroffen, „wie ein Hund, der von seines Herrn Schweiss gekostet", dem Gebieter seines Herzens allenthalben nachläuft, vor ihm förmlich kriecht, in jeder erdenklichen Weise vor ihm, dem „hohen Herrn", sich erniedrigt, um seine Gunst bettelt, wenngleich er ihr die Thüre weist, und ihr mit der Peitsche droht.

Kleist selbst hat das Käthchen als das vollkommene Gegenstück zu seiner Penthesilea (ein sadistisches Weib) bezeichnet.

Hier ist auch Halm's „Griseldis" anzuführen und namentlich der Ausspruch der Lady Milford in Schiller's „Kabale und Liebe":

„Wir Frauenzimmer können nur zwischen Herrschen und Dienen wählen, aber die höchste Wonne der Gewalt ist doch nur ein elender Behelf, wenn uns die grössere Wonne versagt wird, Sklavinnen eines Mannes zu sein, den wir lieben!" (II. Akt, 1. Scene.)

Während man in mittelalterlichen Zeiten Vorkommnisse, wie die Geschichte des „Käthchens von Heilbronn", die schrankenlose Macht eines Mannes über ein Weib, mit Zauberei zu erklären versuchte, muss neuerdings der Hypnotismus herhalten, um solche Fascination zu begründen.

Indessen genügt die Annahme psychosexueller Hyperästhesie, welche die an sich normale Neigung des Weibes zur blinden Unterordnung unter den Mann ins Pathologische steigert, vollkommen, um derartige Geschehnisse, die auch heute nicht selten vorkommen, genügend zu erklären. Es sind solche Fälle, wo ein Mann — oft auch ein geistig, moralisch und social tief stehender — eine scheinbar räthselhafte Macht über ein Weib ausübt, Fälle von Masochismus des Weibes. Es handelt sich dabei, wie gesagt, um psychosexuelle Hyperästhesie, was durchaus mit übernormaler Sinnlichkeit nicht identisch ist.

---

3. Versuch einer Erklärung des Masochismus.

Die Thatsachen des Masochismus (und jene des Sadismus siehe unten) gehören jedenfalls zu den interessantesten im Gebiet der Psychopathologie. Ein Versuch ihrer Erklärung hat zunächst zu ermitteln, was an dem Phänomen das Wesentliche und was dabei das Unwesentliche ist.

Das Entscheidende beim Masochismus ist jedenfalls die schrankenlose Unterwerfung unter den Willen der Person des anderen Geschlechts (beim Sadismus umgekehrt die schrankenlose Beherrschung dieser Person), und zwar unter Weckung und Begleitung von mit Lust betonten sexuellen Gefühlen bis zur Entstehung von Orgasmus. Nebensächlich ist nach allem Vorausgehenden die specielle Art und Weise, wie dieses Abhängigkeits- oder Beherrschungsverhältniss bethätigt wird (s. o.), ob durch bloss symbolische Akte, oder ob zugleich der Drang besteht, von einer Person des anderen Geschlechts Schmerzen zu erdulden.

Während der Sadismus die pathologische Steigerung des männlichen Geschlechtscharakters in seinem psychischen Beiwerk ist, stellt der Masochismus eine krankhafte Ausartung specifisch weiblicher psychischer Eigenthümlichkeiten dar.

Es gibt aber unzweifelhaft auch einen häufigen Masochismus des Mannes, und dieser ist es, welcher meistens in die äussere Erscheinung tritt und die Casuistik fast ausschliesslich füllt. Die Gründe hiefür sind oben p. 39 erwähnt.

Für den Masochismus lassen sich in der Welt der normalen Vorgänge zwei Wurzeln nachweisen.

Erstens ist im Zustande der wollüstigen Erregung jede Einwirkung, welche von der Person, von der der sexuelle Reiz ausgeht, auf den Erregten ausgeübt wird, willkommen, unabhängig von der Art dieser Einwirkung. Es liegt noch ganz im Bereiche des Physiologischen, dass sanfte Püffe und leichte Schläge als Liebkosungen aufgefasst werden,

„like the lovers pinch which hurts and is desired"
(Shakespeare, Antonius und Kleopatra V. 2.)

Es liegt von hier aus nicht allzu ferne, dass der Wunsch, eine recht starke Einwirkung von Seite des Consors zu erfahren, in Fällen pathologischer Steigerung der Liebesinbrunst, zu einem Gelüste nach Schlägen u. dergl. führt, da der Schmerz das immer bereite Mittel einer starken körperlichen Einwirkung ist.

Die zweite Wurzel des Masochismus ist die (physiologische) Neigung des Weibes zur Unterordnung und Unterwerfung unter den Willen des Mannes, deren Vorhandensein und nothwendige Entstehung aus natur- und kulturhistorischen Thatsachen wohl im vorhergehenden Abschnitt über den Masochismus des Weibes zur Genüge nachgewiesen worden ist.

Aus diesen beiden an sich physiologischen Elementen entsteht auf einem geeigneten psychopathischen Boden der Masochismus — zunächst sei der des Weibes ins Auge gefasst —, indem die sexuelle Hyperästhesie dieses Beiwerk der Vita sexualis zu krankhafter Höhe steigert. So wie im Sadismus des Mannes der sexuelle Affekt zu einer Exaltation führt, in welcher die überschäumende motorische Erregung in Nebenbahnen überströmt, so entsteht hier im Masochismus eine Ekstase, in der die steigende Fluth einer einzigen Empfindung jeden vom Geliebten kommenden Einfluss begierig verschlingt und mit Wollust überschwemmt.

Der Masochismus des Mannes aber ist nichts Anderes als eine Uebertragung einer ihrer Natur nach dem Weibe zukommenden Gefühlsweise auf den Mann — eine rudimentäre conträre Sexualempfindung, eine theilweise Effeminatio, welche hier nur die secundären Geschlechtscharaktere innerhalb der seelischen Vita sexualis ergriffen hat.

Es besteht hier zwar keine eigentliche Umkehr der Geschlechtsempfindung dem Objekte nach, die Neigung des Mannes bleibt dem Weibe zugewendet; aber die Art des psychosexuellen Empfindens ist eine weibliche geworden, mit pathologischer Uebertreibung der specifisch weiblichen Elemente. Der masochistische Mann liebt das Weib so, wie das masochistische Weib den Mann liebt.

Der Mann erscheint als der Unterworfene, als das Opfer. Die weibliche Rolle des von masochistischer Perversion heimgesuchten Mannes manifestirt sich darin, dass er gleich dem Weibe aufgesucht und erobert werden und erst dann sich schrankenlos hingeben will.

Bemerkenswerth ist, dass der Patient der Beobachtung 1 mich versicherte, sein Ideal sei ein relativ etwas älteres, starkes, gebieterisches Weib, und dass er sich deshalb in seinen Liebesphantasien auch immer in seine Jünglingszeit zurückversetzt denke.

Er versichert auch auf Befragen, dass er in seinem ursprünglichen Charakter entschieden Züge von Effeminatio hatte, die erst im Verlaufe der Zeit zurücktraten.

Es dürfte vielleicht auch mit der Richtung des Triebes auf diese passive, weibliche Rolle im Zusammenhang stehen, dass der (potente) Masochist die Rolle des Succubus vorzieht, wie aus diesbezüglichen Mittheilungen hervorgeht.

Dass der Masochismus des Mannes eine Theilerscheinung einer Effeminatio ist, geht auch daraus hervor, dass er sich nicht selten bei vollkommener conträrer Sexualempfindung bei solchen Männern findet, welche sich dem Manne gegenüber als Weib fühlen [1]).

In der Regel aber fühlt sich der masochistische Mann wie der normale zum Weibe hingezogen. Von ihm will er misshandelt und gedemüthigt werden.

Fasst man aber den Masochismus des Mannes als eine theilweise Effeminatio auf (zu welcher noch in Folge sexueller Hyperästhesie eine pathologische Steigerung der dem Weibe zukommenden secundären psychischen Geschlechtscharaktere hinzutritt), so fällt die Frage nach der Art und Weise der Entstehung dieser sexuellen

---

[1]) Psychopathia sexualis Beobachtungen 43, 79, 88, 90 etc., Anfänge von conträrer Sexualempfindung auch oben Beobachtung 2.

Perversion zum grössten Teile mit der nach der Entstehung der angeborenen conträren Sexualempfindung überhaupt zusammen. Meine Erklärung [1]) derselben als einer auf dem Weg der Vererbung entstandenen, gezüchteten Eigenschaft der Descendenz dürfte nicht ohne Berechtigung sein. Jedenfalls stellt auch der Masochismus als angeborene sexuelle Perversion ein functionelles Degenerationszeichen im Rahmen der (fast ausschliesslich) erblichen Belastung dar und auch für meine Fälle von Masochismus und Sadismus bestätigt sich diese klinische Erfahrung.

Dass die eigenartige, psychisch anomale Richtung der Vita sexualis, als welche der Masochismus erscheint, eine originäre Abnormität darstellt und nicht so zu sagen gezüchtet bei einem Disponirten aus passiver Flagellation sich entwickelt, auf dem Wege der Ideenassociation, wie Rousseau und Binet annehmen, ist wohl leicht zu erweisen.

Es ergibt sich das aus den zahlreichen, ja die Majorität bildenden Fällen, in welchen die Flagellation beim Masochisten niemals aufgetaucht ist, in welchen der perverse Trieb sich ausschliesslich auf rein symbolische, die Unterwerfung ausdrückende Handlungen ohne eigentliche Schmerzzufügung richtet.

Hierher gehören die Beobachtungen 40, 45, 46, 47 und viele andere, fast sämmtliche Schuh- und Stiefelfetischisten meiner Psychopathia sexualis, ferner die Beobachtungen 7 und 8 dieser Schrift.

Es ergibt sich aber das gleiche Resultat, nämlich dass die passive Flagellation nicht der Kern sein kann, an den sich alles Uebrige angesetzt hat, auch aus der näheren Betrachtung solcher Fälle, in denen diese eine Rolle spielt, wie oben Beobachtung 1 und 3. Besonders wichtig ist hiefür Beobachtung 49 der Psychopathia sexualis „equus eroticus“, denn hier kann nicht an eine sexuell stimulirende Wirkung einer in der Jugend erlittenen Strafe gedacht werden. Ueberhaupt ist in diesem Falle die Anknüpfung an eine frühe Erfahrung nicht möglich, da die hier den Gegenstand des sexuellen Hauptinteresses bildende Situation mit einem Kinde gar nicht ausführbar ist.

Auch der Gegenstand der Beobachtung 1 darüber interpellirt, macht geltend, dass er sich an keine in der Jugend erlittene Misshandlung erinnern könne, an welche sich etwa das erste Auftauchen geschlechtlicher Regungen geknüpft hätte. Dem Einwand, es könnte

---

[1]) Psychopathia sexualis. 6. Aufl. p. 124.

trotzdem so sein, insofern der Vorgang vergessen wurde, nachdem die Association fest geknüpft war, begegnet er mit der richtigen psychologischen Bemerkung, dass Ereignisse mit starker Gefühlsbetonung aus früher Jugend im Gedächtniss unauslöschlich zu haften pflegen.

Endlich ergibt sich überzeugend die Entstehung des Masochismus aus rein psychischen Elementen aus der Confrontirung desselben mit dem Sadismus (s. unten).

Dass passive Flagellation so häufig beim Masochismus vorkommt, erklärt sich einfach daraus, dass sie das stärkste Ausdrucksmittel für das Verhältniss der Unterwerfung ist.

Ich wiederhole es als entscheidend für die Differenzirung von einfacher passiver Flagellation und Flagellation auf Grund masochistischen Verlangens, dass im ersteren Fall die Handlung Mittel zum Zweck des dadurch möglich werdenden Coitus oder wenigstens einer Ejaculation, im letzteren Fall Mittel zum Zweck der seelischen Befriedigung im Sinne masochistischer Gelüste ist.

Wie wir oben gesehen haben, unterwerfen sich Masochisten aber auch allen möglichen anderen Misshandlungen und Qualen, bei denen von reflectorischer Erregung von Wollust nicht die Rede sein kann. Da solche Fälle zahlreich sind, so muss untersucht werden in welchem Verhältniss bei derartigen Akten (und bei der gleichwerthigen Flagellation der Masochisten) Schmerz und Lust zu einander stehen. Auf Grund der Aussage eines Masochisten ergibt sich folgendes:

Das Verhältniss ist nicht derart, dass einfach, was sonst physischen Schmerz verursacht, hier als physische Lust empfunden wird, sondern der in der masochistischen Ekstase Befindliche fühlt keinen Schmerz, sei es, weil er vermöge seines Affektzustandes (gleich dem Soldaten im Kampfgewühl) die physische Einwirkung auf seine Hautnerven überhaupt nicht appercipirt, oder weil (wie bei dem religiösen Märtyrer und Ekstatiker) der Ueberfüllung des Bewusstseins mit Lustgefühlen gegenüber die Vorstellung der Misshandlung nur wie ein blosses Zeichen, ohne ihre Schmerzqualität, in ihm stehen bleibt.

Es findet gewissermassen eine Uebercompensation des physischen Schmerzes durch die psychische Lust statt und nur die Differenz bleibt als restliche psychische Lust im Bewusstsein. Diese erfährt überdies einen Zuwachs, indem, sei es durch reflectorisch spinalen Einfluss, sei es durch eigenartige Betonung der sensiblen Eindrücke im Sensorium, eine Art Hallucination körperlicher Wollust entsteht, mit ganz vager Lokalisation der hinaus projicirten Empfindung.

Analoges scheint in den Selbstpeinigungen religiöser Schwärmer (Fakire, heulende Derwische, religiöse Flagellanten) vorhanden zu sein, nur mit anderer Qualität des Lustgefühls. Auch hier wird die Vorstellung der Marter ohne ihre Schmerzqualität appercipirt, indem das Bewusstsein von der mit Lust betonten Vorstellung erfüllt ist, durch die Marter Gott zu dienen, Sünden zu tilgen, den Himmel zu verdienen u. s. w.

---

4. Masochismus und Sadismus.

Das vollkommene Gegenstück des Masochismus ist der Sadismus. Während jener Schmerzen leiden und sich der Gewalt unterworfen fühlen will, geht dieser darauf aus, Schmerz zuzufügen und Gewalt auszuüben.

Der Parallelismus ist ein vollständiger. Alle Akte und Situationen, die von Sadisten in der aktiven Rolle ausgeführt werden, bilden für den Masochisten in der passiven Rolle den Gegenstand der Sehnsucht. Bei beiden Perversionen schreiten diese Akte von rein symbolischen Vorgängen zu schweren Misshandlungen fort. Selbst der Lustmord, in welchem der Sadismus gipfelt, findet, wie sich aus der obigen Beobachtung 5 ergibt — allerdings nur als Phantasma — sein passives Gegenstück. Beide Perversionen können unter günstigen Umständen neben einer normalen Vita sexualis einhergehen; bei beiden kommen die Akte, in welchen sie sich entladen, entweder als präparatorische vor dem Coitus oder vicariirend an dessen Stelle vor.

Die Analogie betrifft aber nicht bloss die äussere Erscheiuung; sie erstreckt sich auch auf das innere Wesen beider Perversionen. Beide sind als originäre Psychopathien seelisch abnormer, insbesondere mit psychischer Hyperästhesia sexualis, aber nebenher in der Regel auch noch mit anderen Abnormitäten behafteter Individuen zu betrachten; für jede dieser beiden Perversionen lassen sich je zwei constitutive Elemente nachweisen, welche in psychischen Thatsachen innerhalb der physiologischen Breite ihre Wurzel haben.

Für den Masochismus liegen diese Elemente, wie oben dargethan, darin, dass 1. im sexuellen Affekt jede vom Consors ausgehende Einwirkung, an sich unabhängig von der Art dieser Einwirkung, mit Lust betont wird, was bei bestehender Hyperaesthesia sexualis so weit gehen kann, jede Schmerzempfindung zu übercompensiren; 2. dass der physiologische Unterordnungsinstinkt des Weibes unter den Mann unter pathologischen Bedingungen zu extravaganten Erscheinungen führen kann. Entsprechend finden sich für die Erklärung des Sadismus ebenfalls zwei constitutive Elemente, deren Ursprung sich bis ins Gebiet des Physiologischen zurückverfolgen lässt: 1. dass im sexuellen Affekt, gewissermassen als psychische Mitbewegung, ein Drang entstehen kann auf den Gegenstand der Begierde auf jede mögliche, möglichst starke Weise einzuwirken, was bei sexuell hyperästhetischen Individuen zu einem Drang der Schmerzzufügung werden kann; 2. dass die aktive Rolle des Mannes, seine Aufgabe das Weib zu erobern, unter pathologischen Bedingungen zu einem Verlangen nach schrankenloser Unterwerfung werden kann.

So stellen sich Masochismus und Sadismus — wenigstens nach einer Seite hin, mit dem einen ihrer beiden constituirenden Elemente — als pathologische Uebertreibungen der beiden Geschlechtern zukommenden secundären psychischen Geschlechtscharaktere dar. Masochismus ist, so weit dieser Standpunkt in Betracht kommt, pathologisch outrirte Weiblichkeit, Sadismus ebenso verzerrte Männlichkeit. Dem entspricht auch, dass den von diesen Perversionen ergriffenen Individuen als ihr Ideal die entgegengesetzte Perversion beim anderen Geschlechte erscheint, wie z. B. aus Psychopathia sexualis Beobachtung 4, oder aus Beobachtung 1 und 3 dieser Schrift, auch aus Rousseau's Confessions hervorgeht. Masochismus des Mannes ist von diesem Standpunkt aus als theilweise Effeminatio, Sadismus des Weibes als theilweise Viraginität aufzufassen.

Die Gegenüberstellung des Masochismus und Sadismus kann aber auch dazu dienen, die Möglichkeit der Annahme vollständig zu beseitigen, als ob der Erstere ursprünglich aus der reflectorischen Wirkung der passiven Flagellation entsprungen sei und alles Weitere das Produkt hieran anknüpfender Ideenassociationen wäre, wie Binet bei der Erklärung von Rousseau's Fall meint und wie Rousseau selbst glaubte, vergl. oben p. 36. Bei der aktiven Misshandlung nämlich, welche für den Sadisten den Gegenstand des sexuellen Gelüstes bildet, findet ja gar keine Reizung der eigenen sensiblen Nerven durch den Misshandlungsakt statt, so dass hier an dem rein psychischen

Charakter des Ursprungs dieser Perversion nicht gezweifelt werden kann. Sadismus und Masochismus sind einander aber so verwandt, entsprechen einander in allen Stücken so sehr, dass der Analogieschluss vom Einen auf den Anderen auch in diesem Falle gestattet sein muss und schon allein genügen würde, den rein psychischen Charakter des Masochismus zu erweisen.

Nach der oben ausgeführten Gegenüberstellung aller Elemente und Erscheinungen des Masochismus und Sadismus, und als Resumé aller beobachteten Fälle, erscheinen Lust am Schmerzzufügen und Lust am zugefügten Schmerz nur wie zwei verschiedene Seiten desselben seelischen Vorgangs, dessen Primäres und Wesentliches das Bewusstsein aktiver, bezw. passiver Unterwerfung ist, wobei der Verbindung von Grausamkeit und Wollust nur eine secundäre psychologische Bedeutung innewohnt.

Interessant, aber der Erklärung einige Schwierigkeiten bietend, sind die Fälle, in denen Sadismus und Masochismus in Einem Individuum gleichzeitig auftreten. Solche Fälle sind z. B. Beobachtung 3 und 4 dieser Schrift und Beobachtung 29 meiner Psychopathia sexualis, aus welch Letzterer hervorgeht, dass es gerade die Vorstellung der Unterwerfung ist, welche sowohl aktiv als passiv den Kern des perversen Gelüstes bildet. Dergleichen ist in mehr oder minder deutlichen Spuren auch sonst noch mehrfach zu beobachten. Allerdings ist die Eine der beiden Perversionen immer bei weitem vorwiegend.

Der nahe liegenden Annahme, dass in solchen Fällen eine Art psychischer Hermaphrodisie im Beiwerk, in Nebendingen der psychischen Vita sexualis vorliegt, so dass hier das sexuelle Interesse des Mannes zwar ausschliesslich dem Weibe zugewendet bleibt, dass er aber mit dieser Neigung ab origine bald das männliche Gefühl der Superiorität, bald das weibliche der Inferiorität verbindet — dieser Annahme steht wohl die Schwierigkeit entgegen, dass pathologisch outrirte Männlichkeit und ebenso outrirte Weiblichkeit — als welche oben Sadismus und Masochismus aufgefasst wurden — noch weiter auseinander stehen als die normalen Geschlechtscharaktere, so dass deren Vereinigung innerhalb Eines Individuums ohne Vereinigung dieser Hauptcharaktere, d. h. ohne wirkliche psychische Hermaphrodisie (über diese s. Psychop. sex. p. 127) kaum plausibel erscheint.

Deshalb, und wegen des entschiedenen Ueberwiegens der einen Perversion in solchen Fällen, ist wohl eher anzunehmen, dass hier nur die eine, vorwiegende Perversion originär, die andere im Laufe der Zeit erworben ist. Die Vorstellungen der Unterwerfung und Misshandlung, im aktiven oder im passiven Sinne mit intensiver Wollust betont, haben sich bei einem solchen Individuum tief eingelebt. Gelegentlich versucht sich die Phantasie auch einmal in demselben Vorstellungskreis, aber mit invertirter Rolle. Es kann selbst zu Verwirklichungen dieser Inversion kommen. Derartige Versuche in Phantasien und Handlungen werden aber meistens als der ursprünglichen Richtung inadäquat bald wieder aufgegeben.

Masochismus und Sadismus treten auch mit conträrer Sexualempfindung und zwar mit allen Formen und Stufen dieser Perversion combinirt auf, wie z. B. in Beobachtung 2 dieser Schrift. Dass mit vollkommener Homosexualität Masochismus des Mannes combinirt ist, wie in den Beobachtungen 43, 88 und 90 der Psychopathia sexualis, oder dass ein mit psychischer Hermaphrodisie behafteter Mann, der sich einem mädchenhaften Knaben gegenüber in der Rolle des Mannes fühlt (Beobachtung 77 ibid.) gleichzeitig ab origine sadistische Anwandlungen hat, entspricht der Natur dieser Perversionen. Es kommen aber auch noch andere Combinationen mehr oder minder deutlich ausgesprochen vor.

Wo immer sich auf dem Boden einer neuropathischen Individualität eine sexuelle Perversion entwickelt hat, kann die hierbei stets anzunehmende sexuelle Hyperästhesie auch die Erscheinungen des Masochismus und Sadismus hervortreiben, bald einzeln, bald beide vereinigt, die eine aus der anderen hervorgehend. Masochismus und Sadismus erscheinen so als Grundformen psychosexualer Perversion, die auf dem ganzen Gebiete der Verirrungen des Geschlechtstriebes an den verschiedensten Stellen zu Tage treten können.

Hier möge noch eine neuere Beobachtung über Sadismus, mit gleichzeitigem Masochismus combinirt, ihre Stelle finden. Auch in diesem Falle, den ich Hrn. Dr. Moll in Berlin verdanke, liegt neben der perversen Richtung des Triebes, wie so oft, Anästhesie gegenüber den normalen Vorgängen des Geschlechtslebens vor.

Beobachtung 9. Frau H. in H., 26 Jahre alt, stammt aus einer Familie, in der sich Nervenkrankheiten oder psychische Störungen angeblich nicht finden; hingegen bietet Patientin selbst Zeichen von Hysterie und Neurasthenie. Obwohl 8 Jahre verheirathet und Mutter eines Kindes, hatte Frau H. niemals das Verlangen, den Coitus auszuführen. Als junges Mädchen streng sittlich erzogen, blieb sie bis zur Verheirathung in fast naiver Unkenntniss der sexuellen Vorgänge. Sie ist seit dem 15. Lebensjahre regelmässig menstruirt. Eine wesentliche Abnormität an den Genitalien scheint nicht vorhanden zu sein. Der Coitus ist der Patientin nicht nur kein Vergnügen, sondern geradezu ein unangenehmer Akt; der Abscheu vor ihm hat immer mehr zugenommen. Es ist der Patientin durchaus unklar, wie man einen solchen Akt als höchsten Genuss der Liebe bezeichnen kann, die ihr etwas bei weitem Höheres sei, das nicht mit solchem sinnlichen Triebe zusammenhänge. Dabei sei erwähnt, dass die Patientin ihren Mann ernstlich liebt. Sie hat auch am Küssen desselben einen entschiedenen Genuss, den sie aber nicht genauer beschreiben kann. Dass aber die Genitalien irgend etwas mit Liebe zu thun hätten, kann ihr nicht einleuchten. Frau H. ist übrigens eine entschieden verständige Frau mit weiblichem Wesen.

Si oscula dat conjugi, magnam voluptatem percipit in mordendo eum. Gratissimum ei esset conjugem mordere eo modo ut sanguis fluat. Contenta esset, si loco coitus morderetur a conjuge ipsaeque eum mordere liceret. Tamen eam poeniteret, si morsu magnum dolorem faceret (Dr. Moll).

Beobachtung 10. Herr Z., Beamter, 24 Jahre, kommt Ende Oktober 1889 zur Consultation mit der Klage, er führe seit seiner frühesten Jugend ein anormales Geschlechtsleben. Obwohl er körperliche Folgen seiner sexuellen Ausschweifungen bis jetzt nicht bemerke, sei er doch besorgt wegen seiner Zukunft. Es quäle ihn der Gedanke, dass ihm das höchste Glück des Lebens das Glück der Liebe und der Ehe, und zwar durch seine eigene Schuld werde versagt bleiben. Das weibliche Geschlecht reize ihn nicht im mindesten, verursache ihm eher ein beklemmendes Gefühl. Dagegen fand und findet Patient sinnliche Befriedigung durch eine Procedur, mit der er in der Schule bekannt wurde. Dort bestand das Züchtigungssystem darin, dass der Lehrer dem Schüler den Kopf zwischen die Beine nahm und ihm den Podex mit Schlägen bearbeitete. Als Patient im 8. Jahre einmal Zeuge einer solchen Prügelscene war, stellte sich bei ihm eine wollüstige Erregung ein. Er gelangte dadurch zur Onanie. Von da ab stellte sich mit wollüstiger Erregung jeweils das Erinnerungsbild der aktiven Flagellation ein und ebenso rief auch der gelegentliche Anblick einer körperlichen Züchtigung, ja selbst der blosse Anblick von dazu geeigneten Gegenständen eine sinnliche Erregung hervor. Pat. onanirte bis zum 20. Jahr sehr viel und benutzte jeweils Flagellationsideen zur Erregung seiner Sexualsphäre. Auf die Gefahren der Masturbation aufmerksam geworden, versuchte er nun den Drang zu solcher zu unterdrücken, aber nun stellten sich massenhaft Pollutionen, jeweils ausgelöst und begleitet von Flagellationssituationen ein, auch konnte Patient, der von der Bedeutung psychischer Onanie nichts wusste und für das Entscheidende die Ejaculation hielt, sich nicht enthalten, durch Hingabe an Flagellationsideen, wobei ihm das Bild geprügelter Knaben vorschwebte, auch bei Tage sich wollüstige Situationen zu verschaffen.

Als nun der Patient endlich Coitus versuchte, fühlte er sich gänzlich impotent und von diesem Misserfolg abgeschreckt. Er suchte nun die Gesellschaft anständiger Damen, erkannte aber zu seinem Schrecken, dass ihn selbst das schönste Weib vollkommen kalt liess.

---

[1]) Vergl. d. analoge stellenweise identische Beobachtung 34 in d. Verf. Psychopathia sexualis. 6. Aufl.

Patient ist eine kräftige und, spärlichen Bartwuchs abgerechnet, durchaus männliche Erscheinung. Genitalien gut entwickelt, normal. Tüchtiger Geschäftsmann. Männliche Neigungen, jedoch besondere Begabung für schöne Künste. Mein Rath war: Kräftigung des Nervensystems durch Hydrotherapie und allgemeine Faradisation, lokale Behandlung mit Galvanisation und Kühlsonde, vorläufig Meidung aller sexuellen Erregungen, auch Coitusversuche und Bekämpfung der Flagellationsideen. Patient befolgte diese Rathschläge. Mitte Dezember 1890 schrieb er, dass er von Flagellationsideen und Pollutionen ziemlich frei geworden, neuerlich Coitus versucht, aber gründlich Fiasco gemacht habe.

„Obwohl ich die ganze Nacht bei der Puella blieb, gelang es mir doch weder einzuschlafen noch eine genügende Erection zu erzielen, während sich sonst, wenn ich allein schlafe, Erection häufig von selbst und etwa 1mal monatlich eine Pollution einstellt. Die Gegenwart des Weibes wirkte wie lähmend auf meine sexuellen Organe, trotzdem ich in meiner Verzweiflung sogar auf Flagellationsvorstellungen zurückgriff."

II. Fetischismus eroticus.

Unter Fetisch pflegt man Gegenstände oder Theile oder blosse Eigenschaften von Gegenständen zu verstehen, die vermöge associativer Beziehungen zu einer lebhafte Gefühle, bezw. wichtiges Interesse hervorrufenden Gesammtvorstellung oder Gesammtpersönlichkeit eine Art Zauber („fetisso" portugiesisch), mindestens einen sehr tiefen, dem äusseren Zeichen (Symbol, Fetisch) an und für sich nicht zukommenden [1]), weil individuell eigenartig betonten Eindruck bewirken.

Die individuelle Werthschätzung des Fetisch bis zur Schwärmerei Seitens einer von demselben afficirten Persönlichkeit nennt man Fetischismus. Diese psychologisch interessante Erscheinung, erklärbar aus einem empirischen associativen Gesetz: der Beziehung einer Theilvorstellung zur Gesammtvorstellung, wobei das Wesentliche aber die individuell eigenartige Gefühlsbetonung der Theilvorstellung im Sinne von Lustgefühlen ist, findet sich vornehmlich in zwei verwandten psychischen Gebieten — dem der religiösen und der erotischen Gefühle und Vorstellungen. Der religiöse Fetischismus hat andere Beziehung und Bedeutung als der sexuelle, insofern er seine ursprüngliche Motivirung in dem Wahn fand und findet, dass der als Fetisch imponirende Gegenstand oder das Götzenbild göttliche Eigenschaften besitze, nicht bloss Sinnbild sei, oder insofern dem Fetisch besondere wunderthätige (Reliquien) oder schutzkräftige (Amulette) Eigenschaften abergläubischerweise zugeschrieben werden.

Anders der erotische Fetischismus, welcher seine psychologische Motivirung darin findet, dass physische oder auch psychische

---

[1]) Vergl. Max Müller, der das Wort „Fetisch" etymologisch von factitius (künstlich, unbedeutendes Ding) ableitet.

Qualitäten einer Person, ja selbst bloss Gegenstände ihres Gebrauchs u. dergl. zum Fetisch werden, indem sie mächtige associative Vorstellungen zur Gesammtpersönlichkeit jeweils wecken und überdies mit einer lebhaften sexuellen Lustempfindung jederzeit betont werden. Analogien mit dem religiösen Fetischismus ergeben sich immerhin, insofern als auch bei diesem nach Umständen recht unbedeutende Gegenstände (Knochen, Nägel, Haare u. s. w.) Fetisch sind und mit Lustgefühlen bis zur Ekstase sich associiren.

Fetischismus auf dem Gebiet der Liebe ist an und für sich keine pathologische Erscheinuug — wir Alle sind mehr weniger Fetischisten — aber er wird unter Umständen krankhaft uud gewinnt damit ein hohes klinisch-psychiatrisches und selbst forensisches Interesse. Pathologischer Fetischismus scheint nach aller bisherigen Erfahrung nur auf dem Boden der meist hereditären psychopathischen Veranlagung oder bestehender psychischer Erkrankung vorzukommen. Was ist pathologischer Fetischismus? Die Beantwortung dieser Frage ist nicht leicht und nur an der Hand einer Untersuchung der Bediugungen normaler Liebe und vermittelst des Studiums fetischistischer Uebergangsfälle möglich.

Bezüglich der Entwickelung physiologischer Liebe ist es wahrscheinlich, dass ihr Keim immer in einem individuellen Fetischzauber, welchen die Persou des einen Geschlechts auf eine des anderen ausübt, zu suchen uud zu finden ist.

Am einfachsten ist der Fall, dass mit einer sinnlichen Erregung der Anblick einer Person des anderen Geschlechts zeitlich zusammenfällt und dieser Anblick die sinnliche Erregung steigert.

Gefühls- uud optischer Eindruck treten in associative Verknüpfung und diese festigt sich in dem Masse, als das wiederkehrende Gefühl das optische Erinnerungsbild weckt oder dieses (Wiedersehen) neuerlich sexuelle Erregung auslöst, möglicherweise bis zu Orgasmus und Pollution (Traumbild).

In diesem Falle wirkt die körperliche Gesammterscheinung als Fetisch.

Wie Binet u. A. hervorhebt, können es aber auch Theile des Ganzen, blosse Eigenschaften und zwar körperliche oder auch bloss seelische sein, welche die Person des anderen Geschlechts als Fetisch beeinflussen, indem ihre Wahrnehmung mit einer (zufälligen) sexuellen Erregung zusammenfällt (oder eine solche hervorruft).

Dass über diese seelische Association der Zufall entscheidet, dass der Gegenstand des Fetisch ein individuell höchst verschiedenartiger sein kann, dass daraus die sonderbarsten Sympathien (und umgekehrt Antipathien) entstehen, ist allbekannte Thatsache der Erfahrung.

Aus dieser physiologischen Thatsache des Fetischismus erklären sich die individuellen Sympathien zwischen Mann und Weib, die Bevorzugung einer bestimmten Persönlichkeit vor allen anderen desselben Geschlechts. Da der Fetisch ein ganz individuelles Lokalzeichen darstellt, begreift sich, dass er nur ganz individuell wirkt. Da er von höchst mächtigen Lustgefühlen betont ist, führt er dazu, über die etwaigen Fehler des Gegenstands der Liebe hinwegzutäuschen („die Liebe macht blind") und eine Exaltation hervorzurufen, welche nur individuell begründet, anderen Personen unbegreiflich, nach Umständen selbst lächerlich erscheint. So erklärt es sich, wie der Nüchterne seinen verliebten Mitmenschen nicht begreifen kann, während dieser sein Idol vergöttert, mit ihm einen wahren Cultus treibt, ihm Eigenschaften andichtet, welche dasselbe, objectiv betrachtet, keineswegs besitzt. So erklärt es sich, dass die Liebe bald mehr als eine Leidenschaft, bald als ein förmlicher psychischer Ausnahmszustand erscheint, in welchem das Unerreichbare erreichbar, das Hässliche schön, das Profane erhaben, jegliches sonstige Interesse, jegliche Pflicht verschwunden erscheint.

Mit Recht macht auch Tarde (Archives de l'anthropologie criminelle, 5. Jahrg. Nr. 30) geltend, dass nicht bloss individuell, sondern auch national der Fetisch verschieden sein kann, dass jedoch das Ideal der Gesammtschönheit bei den Culturvölkern derselben Zeit dasselbe bleibt.

Binet hat sich das grosse Verdienst erworben, diesen Fetischismus der Liebe genauer studirt und analysirt zu haben.

Aus ihm entstehen die besonderen Sympathien. So fühlt sich der Eine zu schlanken, der Andere zu dicken, zu brünetten oder blonden Schönen hingezogen. Für den Einen ist ein besonderer Ausdruck des Auges, für den Anderen ein besonderer Klang der Stimme oder der eigenartige Geruch, selbst ein artificieller (Parfüm), oder die Hand, der Fuss, das Ohr u. s. w. der individuelle Fetischzauber, der Anfangsgegenstand einer complicirten Kette von seelischen Vorgängen, deren Gesammtausdruck Liebe, d. h. die Sehnsucht nach dem physischen und seelischen Besitz des Gegenstands der Liebe darstellt.

Mit dieser Thatsache ist eine wichtige Bedingung für die Statuirung eines noch physiologischen Fetischismus erwähnt.

Der Fetisch mag dauernd seine Bedeutung behalten, ohne pathologisch zu sein, aber nur dann, wenn er von der Theilvorstellung zur Gesammtvorstellung vorschreitet, wenn die durch ihn erschlossene Liebe als ihren Gegenstand die gesammte seelische und physische Persönlichkeit umfasst.

Die normale Liebe kann nur Synthese, Generalisation sein. Geistreich sagt Ludwig Brunn[1]) in einem Aufsatz „der Fetischismus in der Liebe“:

„Die normale Liebe erscheint uns also als eine Symphonie, die sich aus Tönen aller Art zusammensetzt. Sie resultirt aus den verschiedensten Anreizen. Sie ist gleichsam polytheistisch. Der Fetischismus kennt nur die Klangfarbe eines einzigen Instruments; er entsteht aus einem bestimmten Anreiz; er ist monotheistisch.“

Wer nur einigermassen nachdenkt, wird zur Erkenntniss kommen, dass von wirklicher Liebe (dieses Wort wird nur zu oft missbraucht) nur die Rede sein darf, wenn die ganze Person zugleich leiblich und seelisch Gegenstand der Verehrung ist.

Ein sinnliches Element muss jede Liebe haben, d. h. den Drang, den Gegenstand der Liebe zu besitzen und mit ihm vereint Gesetzen der Natur zu dienen.

Aber wem bloss der Körper der Person des anderen Geschlechts Gegenstand der Liebe ist, wer bloss Sinnengenuss befriedigen will, ohne die Seele zu besitzen und seelisch gemeinsam zu geniessen, dessen Liebe ist keine echte, so wenig als die des Platonikers, der nur die Seele liebt und sinnlichen Genuss verschmäht (manche conträr Sexuale). Für den Einen ist bloss der Körper, für den Anderen bloss die Seele ein Fetisch, seine Liebe blosser Fetischismus.

Derartige Existenzen stellen jedenfalls Uebergangsfälle zum pathologischen Fetischismus dar.

Diese Annahme trifft um so mehr zu, als als weiteres Kriterium wirklicher Liebe seelische[2]) Befriedigung durch den Geschlechtsakt gefordert werden muss.

---

[1]) Deutsches Montagsblatt, Berlin 20. 8. 88.

[2]) Der „spinal cérébral postérieur“ Magnan's, welcher bei jedem Weibe Genuss empfindet und dem auch jedes Weib recht ist, vermag bloss seine Wollust zu befriedigen. Gekaufte oder geschundene Liebe ist keine eigentliche Liebe (Mantegazza). Wer das Sprüchwort erfunden hat: „sublata lucerna nullum discrimen inter feminas“ muss ein arger Cyniker gewesen sein. Potenz des Mannes, den Liebesakt überhaupt zu leisten, ist keine Gewähr, dass dieser auch wirklich den höchsten Liebesgenuss vermittelt.

Innerhalb der physiologischen Erscheinungen des Fetischismus bleibt die interessante Thatsache zu besprechen, dass unter der grossen Zahl von Dingen, die zum Fetisch werden können, es einzelne gibt, die eine solche Bedeutung bei einer grösseren Zahl von Personen gewinnen.

Als solche sind zu erwähnen für den Mann das Haar, die Hand, der Fuss des Weibes, der Ausdruck seines Auges. Einzelne derselben gewinnen in der Pathologie des Fetischismus eine bemerkenswerthe Bedeutung. Diese Thatsachen spielen offenbar in der Seele des Weibes sogar eine unbewusste bis bewusste Rolle.

Eine Hauptsorge des Weibes ist die Cultur seines Haares, dem es oft ungebührlich viel Zeit und Geld widmet. Mit welcher Sorge pflegt schon beim kleinen Mädchen die Mutter das Haar! Welche Rolle spielt der Friseur! Ausgehen des Haares setzt jugendliche Frauenzimmer in Verzweiflung. Ich erinnere mich einer eitlen Frau, die darüber gemüthskrank wurde und durch Selbstmord endigte. Frauenzimmer sprechen mit Vorliebe von Coiffuren, beneiden andere um ihren schönen Haarwuchs.

Schönes Haar ist ein mächtiger Fetisch für viele Männer. Schon in der Sage von der Loreley, die Männer ins Verderben lockt, erscheint das „goldene wallende Haar", das sie mit goldenem Kamme kämmt, als Fetisch. Nicht mindere Anziehungskraft besitzen vielfach Hand und Fuss, wobei freilich oft (aber keineswegs immer) masochistische und sadistische Gefühle die besondere Art des Fetisch bestimmen helfen.

In übertragenem Sinn durch Ideenassociation kann der Handschuh oder Schuh Fetischbedeutung gewinnen.

Gibt es doch Urninge, die dem Weib gegenüber potent sind, Männer, welche ihr Weib nicht lieben und gleichwohl die eheliche „Pflicht" zu leisten vermögen. In den meisten Fällen wird in solcher Situation sogar das Wollustgefühl ausbleiben; handelt es sich doch wesentlich um eine Art onanistischen Aktes, vielfach nur ermöglicht durch die Zuhilfenahme der Phantasie, die ein anderes geliebtes Wesen unterschiebt. Durch diese Täuschung kann dann sogar ein Wollustgefühl erzielt werden, aber diese rudimentäre psychische Befriedigung entstammt einem psychischen Kunstgriff, ganz wie bei der solitären Onanie, der die Phantasie zu Hilfe kommen muss, um ein Wollustgefühl zu erzielen. Ueberhaupt scheint derjenige Grad von Orgasmus, mit Hilfe dessen es zu einem Wollustgefühl kommt, nur da erzielbar, wo die Psyche intervenirt.

Da wo psychische Impedimente bestehen (Gleichgültigkeit, Widerwille, Ekel, Angst vor Ansteckung, Schwängerung u. s. w.) scheint das Wollustgefühl überhaupt auszubleiben.

Brunn (op. cit.) weist mit Recht darauf hin, dass bei den mittelalterlichen Sitten das Trinken aus dem Schuh einer schönen Frau (noch heute in Polen zu finden) eine bemerkenswerthe Rolle als Galanterie, Huldigung spielte. Auch im Märchen vom Aschenbrödel spielt der Schuh eine hervorragende Stelle.

Besonders wichtig, als den Funken der Liebe entzündend, ist der Ausdruck des Auges. Ein neuropathisches Auge wirkt auf Personen beider Geschlechter vielfach als Fetisch. „Madame, vos beaux yeux me font mourir d'amour (Stelle bei Molière)."

An Beispielen, dass die Ausdünstung des Körpers Fetisch werden kann, herrscht Ueberfluss.

Auch diese Thatsache wird in der Ars amandi des Weibes bewusst oder unbewusst verwerthet. Schon die Ruth im alten Testament suchte Booz an sich zu fesseln, indem sie sich parfumirte. Die Demimonde der alten und neuen Zeit consumirte und braucht viel Wohlgerüche. Jäger in seiner „Entdeckung der Seele" gibt manche Hinweise auf Geruchsympathien.

Bekannt sind Fälle, wo Jemand ein hässliches Weib heirathete, nur weil dessen Geruch ihm unendlich sympathisch war.

Dass auch die Stimme zum Fetisch werden mag, macht Binet wahrscheinlich. Er theilt eine bezügliche Beobachtung von Dumas mit, welche dieser in seiner Novelle (la maison du vent) verwerthete. Sie betraf eine Frau, welche sich in die Stimme eines Tenors verliebte und darüber ihrem Manne untreu wurde.

Auch Belot's, Roman „les baigneuses de Trouville" spreche für diese Annahme. Binet vermuthet, dass so manche Heirath, welche mit Sängerinnen geschlossen wurde, auf Fetischzauber ihrer Stimme beruhte.

Er macht noch auf die interessante Thatsache aufmerksam, dass bei den Singvögeln die Stimme die gleiche sexuelle Bedeutung hat wie bei den Vierfüssern der Geruch.

So locken die Vögel durch ihren Gesang und demjenigen Vogel, welcher am schönsten singt, fliegt Nachts das angelockte Weibchen zu.

Dass auch seelische Eigenschaften als Fetisch wirken können, ergibt sich aus den pathologischen Thatsachen des Masochismus und des Sadismus.

Dass sogar ein Schönheitsfehler zum Fetisch werden kann, lehrt die Beobachtung von Descartes, der zeitlebens ein Faible für schielende Weiber hatte, weil seine erste Liebe zufällig schielte.

So erklärt sich die Thatsache der Idiosynkrasien und erhält sich der alte Satz „de gustibus non est disputandum“ in Kraft.

Der pathologische Fetischismus.

Nach dem Vorausgehenden muss es bereits als Abnormität angesehen werden, wenn die Fetischvorstellung sich nicht zur Allgemeinvorstellung des Gegenstandes der Liebe erweitert.

Von nebensächlicher Bedeutung dürfte es sein, welche genitale Wirkungen der Fetisch ausübt, denn es hängt wesentlich von der Erregbarkeit der corticalen und spinalen Centren (speciell Ejaculationscentrum) ab, ob der Fetisch bloss sexuelle Lustgefühle hervorruft oder einen dem Coitus äquivalenten Reflexakt (Ejaculation) zu Stande bringt.

Als Uebergangsfälle erscheinen nach dem Obigen diejenigen, wo a) bloss die Seele als Fetisch wirkt (Platoniker) offenbar auf Grund von angeborener oder erworbener mangelhafter Potenz,

b) diejenigen, wo bloss der Körper den Fetischzauber bildet, die Seele uneinbezogen bleibt.

Die Ursache dürfte in psycho-sexualer Hyperästhesie und zugleich in Mangelhaftigkeit der Entwickelung des ästhetischen und ethischen Sinnes zu finden sein.

Diese Cyniker fühlten sich zu jeder Person des anderen Geschlechts oder wenigstens zu allen Personen, die gewisse körperliche, individuell als Fetisch wirkende Eigenschaften besitzen, hingezogen.

Sie sind nothwendig Polygamisten und bei jedem Weibe, das jene körperlichen Eigenschaften besitzt, potent, aber dieser „Liebe“ fehlt beim Geschlechtsakt die seelische Weihe und Würze, sie kennt nur die Befriedigung der Wollust. Der geschlechtliche Akt ist für solche Naturen kaum mehr als ein onanistischer Akt am Körper des Weibes.

Beweis dafür, dass wenn solche Fetischisten an angeborener oder reizbarer Schwäche ihrer Genitalien leiden und über eine kräftige Phantasie gebieten, sie im Stande sind, sich den Genuss eines ideellen Coitus zu verschaffen (vergl. Hammond, Sexuelle Impotenz, p. 40).

Sie haben nur nöthig mit einem weiblichen Vis-à-vis im Coupé, Salon u. s. w. sich in ideelle sexuelle Relation zu setzen, um zum Orgasmus und zur Ejaculation zu gelangen.

Noch deutlicher pathologisch sind die Fälle, wo schon das blosse Erinnerungsbild eines weiblichen Körpers (Fetisch) genügt, um den gleichen Vorgang zu erzielen (psychische Onanie). Psychologisch ganz analog sind die sogenannten Statuenschänder.

c) Als abnorm und als Uebergangsfälle zu bezeichnen sind diejenigen, bei welchen die Existenz des Fetisch am Körper des betr. Weibes einen hervorragenden Reiz und eine unerlässliche Bedingung für die Befriedigung durch den Coitus bildet.

Von diesen Uebergangsfällen aus ist es nicht schwer, das Gebiet des pathologischen Fetischismus zu umgränzen.

Ausgehend von der Grundthatsache, dass die normale Liebe nur eine synthetische, den Gegenstand der Liebe allseitig umfassende sein kann, ergeben sich als pathologische Categorien, ausgehend von den Uebergangsfällen:

1. Der Fetisch besteht aus blossen Körpertheilen oder gar Defekten und körperlichen Missbildungen. Selbstverständlich hat das Individuum nur Interesse für den normalen oder fehlenden oder missbildeten Körpertheil, während die körperliche Gesammtheit kalt lässt, ignorirt wird.

Handelt es sich um Körpertheile, so ist hervorzuheben, dass es nie solche sind, welche eine direkte Beziehung zum Sexus haben (Mammae, äussere Genitalien), sondern vielmehr indifferente. (Nach Allem, was wir wissen, spielen auch die Priape, Phallus u. s. w. bei alten und neuen Völkern, z. B. Chinesen, nicht die Rolle von Fetischen, sondern die von Artikeln der Mode, Gegenständen zur Weckung der Sinnlichkeit, Surrogaten für Membra vivida oder Amuleten.)

In einem Falle mag es der Mund, in einem anderen das Ohr u. s. w. sein, was als Fetisch wirkt.

Gerade wie in noch physiologischer Breite spielen aber Hand, Fuss und Haar eine ganz hervorragende Stelle auch auf pathologischem Gebiet.

Die masochistische Bedeutung von Hand- und Fussfetischismus glaube ich erwiesen zu haben.

Damit soll aber nicht gesagt sein, dass diese Fetischismuserscheinungen einen bestimmten Schluss auf Masochismus gestatten.

Die folgende Beobachtung lehrt bezüglich des Handfetischismus das Gegentheil und ist zugleich ein sehr schönes Beispiel, wie ein doch an und für sich indifferenter Körpertheil durch associative Verknüpfung von dessen Vorstellung mit sexuellen Gefühls- und Ideenkreisen zum Fetischismus führen kann.

Beobachtung 11. Fall von Hand-Fetischismus mitgetheilt von Dr. Albert Moll.

P. L., 28 Jahr, Kaufmann in Westfalen.

Abgesehen davon, dass der Vater des Patienten ein auffallend missgestimmter und etwas heftiger Mann ist, lässt sich in der Familie nichts erblich Belastendes nachweisen.

Patient war in der Schule nicht sehr fleissig; er war niemals im Stande, seine Aufmerksamkeit längere Zeit auf einen Gegenstand zu concentriren; hingegen hatte er von Kindheit auf grosse Neigung zur Musik. Sein Temperament war von jeher etwas nervös.

Er kam im August 1890 zu mir; er klagte über Kopf- und Unterleibsschmerzen, die einen durchaus neurasthenischen Eindruck machten. Patient gibt ferner an, dass er sehr energielos sei. In grösserer Gesellschaft befalle ihn stets ein Gefühl von Aengstlichkeit; er vermeidet es auch deshalb, in ein Gedränge zu gehen, er habe hiebei sonst das unangenehme Gefühl, dass er nicht mehr heraus könne. Der Mangel an Aufmerksamkeit, den Patient in seiner Kindheit bemerkte, besteht auch heute noch fort. Er ist weder im Stande, ein Buch mit Aufmerksamkeit zu lesen, noch einer Rede zu folgen. Er klagt ferner darüber, dass ihm häufig Worte im Kopfe herumgehen, die er dann nicht loswerden könne, und die ihn hindern, in willkürlicher Richtung seine Gedanken zu lenken.

Ueber sein sexuelles Leben macht Patient erst auf genaue dahin zielende Fragen folgende Angaben. Die ersten Anfänge geschlechtlicher Erregungen stellten sich bei ihm, soweit ihm in Erinnerung ist, bereits im 7. Lebensjahre ein. Er gerieth, wenn er einen anderen Knaben in demselben Alter Urin lassen sah und dabei dessen Geschlechtstheil erblickte, in wollüstige Aufregung. L. behauptet mit Sicherheit, dass diese Aufregung mit deutlichen Erectionen verbunden war. Verführt durch einen anderen Knaben wurde L. im Alter von 7 oder 8 Jahren zur Onanie veranlasst. „Als sehr leicht erregbare Natur,“ sagt L., „gab ich mich sehr häufig der Onanie bis zum 18. Lebensjahre hin, ohne dass mir über die schädlichen Folgen oder überhaupt über die Bedeutung des Vorganges eine klare Vorstellung gekommen wäre.“ Besonders liebte er es, mit einigen Schulfreunden gegenseitige Onanie zu treiben, keineswegs aber war es ihm gleichgültig, wer der andere Knabe war, vielmehr konnten ihm nur wenige Altersgenossen nach dieser Richtuug hin genügen. Auf die Frage, was ihn besonders veranlasste, diesen oder jenen Knaben vorzuziehen, antwortet L., dass ihn bei seinen Schulkameraden besonders eine weisse, schön geformte Hand verlockte, mit ihnen gegenseitige Masturbation zu treiben. L. erinnert sich ferner daran, dass er häufig beim Beginn der Turnstunde sich ganz allein auf einem entfernt stehenden Barren mit Turnen beschäftigte; er that dies in der Absicht, sich möglichst aufzuregen, und es gelang ihm dies in dem Masse, dass er ohne Berührung mit der Hand uud ohne Samenerguss — L. stand noch in zu jugendlichem Alter — deutliches Wollustgefühl hatte. Interessant ist noch ein Vorgang, dessen sich der Patient aus seiner früheren Lebenszeit erinnert. Der eine Lieblingskamerad N., mit dem L. mutuelle Masturbation trieb, machte ihm eines Tages folgenden Vorschlag: L. solle einmal versuchen, an sein (d. h. N.'s Glied) zu gelangen, er, N., wolle sich möglichst sträuben und den L. daran zu verhindern suchen. L. ging auf den

Vorschlag ein. Es war somit die Onanie direct mit einem Kampfe der beiden Betheiligten verbunden, wobei N. stets besiegt wurde.

Der Kampf endete nämlich regelmässig damit, dass N. schliesslich von L. gezwungen wurde, sich an seinem Gliede masturbiren zu lassen. L. versichert mir, dass diese Art der Masturbation ihm sowohl, wie dem N. ein ganz besonders grosses Vergnügen[1]) bereitet hätte. In dieser Weise setzte nun L. bis zum 18. Lebensjahre sehr oft die Onanie fort. Von einem Freunde belehrt, bemühte er sich nun mit allem Aufwand von Energie gegen seine üble Angewohnheit anzukämpfen. Es gelang ihm dies auch nach und nach immer mehr, bis er endlich nach Ausführung des ersten Coitus gänzlich von der Onanie abstand. Dies geschah aber erst im Alter von 21½ Jahren. Unbegreiflich erscheint es jetzt dem Patienten, und es erfüllt ihn angeblich mit Ekel, dass er jemals daran Gefallen finden konnte, mit Knaben Onanie zu treiben. Keine Macht könnte ihn heute dazu bringen, eines anderen Mannes Glied zu berühren, dessen Anblick ihm schon unangenehm ist. Es hat sich jede Neigung zu Männern verloren und Patient fühlt sich durchaus zum Weibe hingezogen[2]).

Es sei aber erwähnt, dass, trotzdem L. entschiedene Neigung zum Weibe hat, doch eine abnorme Erscheinung bei ihm besteht.

Was ihn nämlich bei dem weiblichen Geschlechte wesentlich aufregt, ist der Anblick einer schönen Hand; bei Weitem mehr reizt es den L., wenn er eine weibliche schöne Hand berührt, als wenn er das betreffende weibliche Wesen in völlig nacktem Zustande erblicken würde.

Wie weit die Vorliebe des L. für die schöne Hand eines weiblichen Wesens geht, erhellt aus folgendem Vorgang.

L. kannte eine schöne junge Dame, der alle Reize zur Verfügung standen: aber ihre Hand war ziemlich gross und hatte keine schöne Form, war vielleicht auch manchmal nicht so rein, wie L. beanspruchte. Es war dem L. infolgedessen nicht nur unmöglich, ein tieferes Interesse für die Dame zu fassen, sondern er war nicht einmal im Stande, die Dame zu berühren. L. meint, dass es im Allgemeinen nichts Ekelhafteres für ihn gebe, als unsaubere Fingernägel; diese allein machten es ihm unmöglich, eine sonst noch so schöne Dame zu berühren. Uebrigens hat L. häufig den Coitus in früheren Jahren dadurch

---

[1]) Also eine Art rudimentären Sadismus bei L. und Masochismus bei N.!

[2]) Anmerkung von Dr. Moll.

Mir sind übrigens eine Reihe anderer Fälle bekannt geworden, wo Knaben in der Schule gegenseitige Onanie getrieben hatten, später aber in ihrem sexuellen Empfinden durchaus Neigung zum Weibe erhielten und in keiner Weise irgend welche conträre Sexualempfindung bestehen blieb. Einen solchen Fall verdanke ich einem Herrn, der mir genauere Mittheilung darüber machte, wie in einer Klasse durch einen Schüler (der jetzt Schauspieler ist) die mutuelle Onanie eingeführt wurde. Ob bei dem einen oder anderen der damaligen Schüler ein dauernder krankhafter Sexualtrieb dadurch entwickelt wurde und zurückblieb, ist mit Sicherheit nicht zu constatiren. Das eine aber kann in diesem speciellen Falle festgestellt werden, dass viele, die damals als Schüler leidenschaftlich der mutuellen Onanie oblagen, heute durchaus normalen Geschlechtstrieb besitzen.

ersetzt, dass er das betreffende Mädchen an seinem Gliede so lange mit der Hand manipuliren liess, bis Samenerguss erfolgte.

Auf die Frage, was ihn an der Hand des Weibes besonders anziehe, insbesondere, ob er in ihr das Symbol der Macht sehe, und ob es ihm Genuss bereite, von dem Weibe eine directe Demüthigung zu erfahren, antwortete Patient, dass nur die schöne Form der Hand ihn reize, dass von einem Weibe gedemüthigt zu sein, ihm keinerlei Befriedigung gewähre und dass ihm noch niemals ein Gedanke daran gekommen sei, in der Hand das Symbol oder das Werkzeug der Macht des Weibes zu finden. Die Vorliebe für die Hand des Weibes ist auch heute noch so gross, dass Patient einen höheren Genuss darin fühlt, wenn diese an seinem Gliede ist, als wenn er den Coitus in vaginam vollzieht. Dennoch möchte Patient diesen lieber ausführen, weil er ihm als die natürliche, das erstere aber als eine krankhafte Neigung erscheint. Die Berührung seines Körpers durch eine schöne weibliche Hand verursacht dem Patienten sofort Erection; er meint, dass Küssen und andere Berührungen bei weitem nicht so starken Einfluss ausüben.

Patient hat zwar in den letzten Jahren öfter den Coitus ausgeführt, aber es fiel ihm jedesmal der Entschluss dazu ausserordentlich schwer.

Auch fand er in dem Coitus nicht die volle Befriedigung, die er suchte. Wenn sich aber L. in der Nähe eines weiblichen Wesens befindet, das er gern besitzen möchte, so erhöht sich in blossem Ansehen der Betreffenden zuweilen die sexuelle Aufregung des L. in dem Grade, dass Samenerguss erfolgt. L. versichert ausdrücklich, dass er hierbei absichtlich sein Glied nicht berühre oder drücke; die unter solchen Umständen erfolgende Samenentleerung gewährt dem L. einen bei weitem grösseren Genuss, als der wirklich vollzogene Beischlaf.

Nicht unerwähnt will ich hierbei lassen, dass ein ganz ähnlicher Vorgang auch bei anderen Leuten beobachtet wird. Herrn Dr. Max Dessoir erzählte ein Künstler N., dass er, N., stets den vorgestellten Coitus einem wirklichen vorziehe. N.'s sexuelle Befriedigung besteht darin, dass er sich einem hübschen Weibe gegenübersetzt und nun sich vorstellt, dass er mit diesem Weibe den richtigen Coitus ausführe. Ohne absichtliche Frictionen des Gliedes wird dieses nicht nur steif, sondern es erfolgt ejaculatio seminis mit höchstem Wollustgefühl. N. nennt diesen von ihm ausgeführten sexuellen Akt den „idealen Coitus" im Gegensatz zum realen, der ihm bei weitem nicht dieselbe Befriedigung gewähre. Von der Masturbation unterscheidet sich dieser Vorgang durch das Fehlen absichtlicher Frictionen. Dass übrigens eine — wenigstens für mich — ganz unfassbare Macht der Phantasie hierzu gehört, liegt auf der Hand.

Die Träume des Patienten L., auf den ich zurückkomme, betreffen niemals den Beischlaf. Wenn er des Nachts Pollutionen hat, so kommen sie fast stets in Verbindung mit ganz anderen Gedanken vor als dies bei normalen Männern der Fall ist. Die betreffenden Träume des Patienten sind Recapitulationen aus seiner Schulzeit. In dieser hatte nämlich Patient, abgesehen von der oben erwähnten mutuellen Onanie auch dann Samenerguss, wenn ihn eine grosse Aengstlichkeit überfiel[1]).

---

[1]) Anmerkung von Dr. Moll.

Ein ähnlicher Vorgang wird mir von einem 27jährigen Herrn E. mitgetheilt. Derselbe, ein Kaufmann, hatte oft in der Schule und auch ausserhalb

Wenn z. B. der Lehrer ein Extemporale dictirte und L. beim Uebersetzen nicht zu folgen vermochte, so traten öfter Samenergüsse ein. Die jetzigen in der Nacht zeitweise auftretenden Pollutionen sind stets nur von Träumen begleitet, die den gleichen oder verwandten Inhalt haben, wie die eben erwähnten Vorgänge auf der Schule.

Patient hält sich in Folge seines unnatürlichen Fühlens und Empfindens für unfähig, ein Weib dauernd zu lieben.

Eine Behandlung der sexuellen Perversion des Patienten konnte bisher nicht stattfinden.

Dieser Fall von Handfetischismus beruht sicher nicht auf Masochismus, sondern erklärt sich einfach aus früh getriebener mutueller Onanie. Bevor der Sexualtrieb sich seines Objektes klar bewusst wurde, ward hier die Hand des Mitschülers benutzt. Sobald der Trieb zum anderen Geschlechte deutlich wird, erscheint das Interesse für die Hand auf die des Weibes übertragen. Der Fall erscheint damit als Gegenstück zu Beobachtung 24 meiner Psychopathia sexualis, wo dieser Handfetischismus auf sadistischer Grundlage entsteht.

Es mögen so bei Handfetischisten, die nach Binet ja so zahlreich sind, noch andere Associationen zum gleichen Resultat führen.

Eine nicht uninteressante und zudem forensisch wichtige Categorie sind die Haarfetischisten. Während solche Bewunderer des Frauenhaars in physiologischer Breite nicht selten sein dürften und möglicherweise verschiedene Sinne (Auge, Geruch, Gehör wegen des knisternden Geräusches, jedenfalls auch Tastsinn, ganz analog wie bei Sammt- und Seidefetischisten s. u.) hier Erregungen empfangen, die wollüstige Betonung finden, sind pathologische Fälle, wo es sogar zum Zopfabschneiden kommt, entschieden selten.

Neben dem in meiner Psychopathia sexualis 6. Aufl. als Beobachtung 63 aus der französischen Literatur berichteten, verdient der folgende alle Beachtung, da er gut beobachtet, geradezu klassisch zu nennen ist und den Fetisch sowie die ursprüngliche associative Weckung der bezüglichen Vorstellung in ein helles Licht stellt. Es ist übrigens nicht gerechtfertigt, alle Zopfabschneider für Fetischisten zu halten, da in seltenen Fällen derlei auch aus Gewinnsucht geschieht, resp. der geraubte Zopf Waare wird, nicht Fetisch ist.

---

derselben dann Samenerguss mit Wollustgefühl, wenn ein starkes Angstgefühl sich seiner bemächtigte. Ausserdem aber übte fast jeder sowohl körperliche wie seelische Schmerz einen ähnlichen Einfluss aus. Der Patient E. hat angeblich normalen Geschlechtstrieb, leidet aber an nervöser Impotenz.

Beobachtung 12. Ein Zopfabschneider. E., 25 Jahre. Mutterschwester epileptisch, Bruder litt an Convulsionen. E. will als Kind gesund gewesen sein und ziemlich gut gelernt haben. Mit 15 Jahren empfand er zum ersten Mal beim Anblick einer sich kämmenden Dorfschönen ein wollüstiges Gefühl mit Erection. Bis dahin hatten Personen des anderen Geschlechts keinen Eindruck auf ihn gemacht. 2 Monate später, in Paris, erregte ihn jedesmal mächtig der Anblick der über den Nacken herabflatternden Haare junger Mädchen. Eines Tages konnte er sich nicht enthalten, bei solcher Gelegenheit den Zopf eines jungen Mädchens zwischen den Fingern zu drehen. Er wurde deshalb verhaftet und zu 3 Monaten verurtheilt.

Darauf diente er 5 Jahre als Soldat. Zöpfe waren ihm während dieser Zeit nicht gefährlich, aber auch wenig zugänglich, jedoch träumte ihm zuweilen von Frauenköpfen mit Zopf oder aufgelöstem Haar. Gelegentlich Coitus mit Frauenzimmern, jedoch ohne dass deren Haar als Fetisch wirkte.

Wieder in Paris, träumt er in obiger Weise neuerlich und wird von Frauenhaar wieder sehr erregt.

Niemals träumt er von der ganzen Gestalt eines Weibes, nur von Köpfen mit Zöpfen.

Seine sexuelle Erregung durch solchen Fetisch war in letzter Zeit so mächtig geworden, dass er sich mit Masturbation half.

Die Idee, Frauenhaar zu betasten oder noch besser, Zöpfe zu besitzen, um während deren Betastung masturbiren zu können, wurde immer mächtiger.

Wenn er Frauenhaar unter den Fingern hatte, kam es neuerlich zur Ejaculation. Eines Tages war es ihm gelungen, bereits 3 Zöpfe von kleinen Mädchen auf der Strasse etwa 25 cm lang abzuschneiden und in seinen Besitz zu bringen, als er beim Versuch an einem vierten verhaftet wurde. Tiefe Reue und Scham. Keine Verurtheilung. Seit geraumer Zeit in der Irrenanstalt, ist er so weit gekommen, dass ihn die Zöpfe der Weiber nicht mehr aufregen. Freigelassen, gedenkt er in seine Heimath zu gehen, wo die Weiber ihr Haar aufgebunden zu tragen pflegen. (Magnan, Archives de l'anthropologie criminelle, 5. Bd., Nr. 28.)

2. Der Fetisch besteht in besonderen seelischen Eigenschaften der Person, zu welcher sich der Betreffende hingezogen fühlt und zwar in Eigenschaften, welche vielmehr Abnormitäten, Singularitäten, Charakterfehler als Vorzüge und Tugenden darstellen. In diese Categorie lassen sich eigentlich die Masochisten einreihen, bei welchen ein dem weiblichen Wesen fremder, mehr weniger sadistischer Charakterzug als Fetisch wirkt, während beim normalen Mann doch gerade umgekehrt der specifisch weibliche Charakter der Zurückhaltung, des Scham- und Mädchenhaften, Attraktionskraft besitzt.

Es macht einen entschieden abnormen Eindruck, wenn man Männer amazonenhafte, Männersport cultivirende, mehr weniger emancipirte Damen lieben sieht. Noch deutlicher wird das Abnorme, wenn ein Mann auf Grund tiefstehender Moral und ausgesprochener Lascivität eine Prostituirte zu seinem Fetisch macht, oder wie Tarde (op. cit. 588) bemerkt, das männliche Mordgesindel in Paris sich gerade zu den lasterhaftesten, verworfensten weiblichen Geschöpfen hingezogen fühlt.

3. Der Fetischismus ist pathologisch, wenn der Fetisch nicht bloss ausschliessliches Attraktionsmittel ist, sondern auch Conditio sine qua non für die Potenz.

Diese Categorie ist eine sehr grosse, der Fetisch äusserst verschiedenartig, je nach der zufälligen ursprünglichen Association des zum Fetisch gewordenen Gegenstands mit einer lebhaften sexuellen Erregung. Der Fetisch kann eine körperliche oder seelische Eigenschaft, oder gar eine ganz unbedeutende Aeusserlichkeit sein.

Ein sehr belasteter Herr consultirte mich wegen ihn fast zur Verzweiflung treibender Impotenz.

Sein Fetisch waren, so lange er Junggeselle war, Weiber von üppigen Formen. Er heirathete eine Dame von entsprechender Complexion, war mit ihr ganz potent und glücklich. Nach einigen Monaten erkrankte die Dame schwer und magerte stark ab. Als er eines Tages wieder seiner ehelichen Pflicht nachkommen wollte, war er gänzlich impotent und blieb es. Versuchte er dagegen Coitus mit üppigen Weibern, so war er völlig potent.

Bekannt ist die Geschichte eines Mannes [1]), der seine ersten sexuellen Beziehungen mit einer Frauensperson hatte, die ein amputirtes Bein hatte. Als er später mit anderen Weibern zu coitiren versuchte, war er dazu unfähig.

Nicht selten sind es psychische Momente, welchen eine Fetischbedeutung innewohnt. Einer meiner Clienten war niemals potent seiner jungen, schönen, züchtigen Frau gegenüber, weil er an die lascive Weise der Prostituirten gewohnt war. Versuchte er ab und zu einen Coitusversuch bei puellis, so war er vollkommen potent.

Ziemlich häufig steckt der Fetischismus in der Kleidung. Es gibt Männer, die impotent sind, sobald das Weib seiner Kleider sich entledigt, einfach weil sie ursprünglich genöthigt oder gewohnt waren, aus verschiedenen Gründen den Coitus mit toilettirten weiblichen Personen zu vollziehen.

So konnte ein Patient von Dr. Moll den Coitus an puella nuda nicht ausführen. Das Weib musste wenigstens mit einem Hemd

---

[1]) Vergl. meine Psychopathia sexualis. 6. Aufl. p. 103.

bekleidet sein. In anderen Fällen musste das Weib Unterhosen anhaben, oder Jaquet oder Mantel von bestimmter Farbe oder besonderem Schnitt, weil offenbar die originäre sexuelle Betonung bezüglich eines solchen Costümoriginals gegeben war.

Während es unter allen Umständen als pathologisch bezeichnet werden muss, wenn die Potenz davon abhängt, ob die Consors überhaupt bekleidet oder in besonderem Costüm ist, kann etwas Pathologisches in dem Umstand, dass Kleidung überhaupt oder auch besonderes Costüm als Fetisch wirkt, nicht gesucht werden.

Man darf nicht übersehen, dass die Kleidung ein sinnfälliges Merkmal des Geschlechts ist und dass die Kleidung des Weibes geeignet ist, bestimmte Geschlechtseigenthümlichkeiten (Hüfte, Taille, Busen) hervorzuheben.

Aus diesem Grunde haben auch immer die enganschliessenden Kleidermoden sich siegreich vor den gegentheiligen behauptet.

Man kann in dieser Hinsicht geradezu von einem Fetischismus der Mode reden, aber auch der Sitte, insofern bei unseren Culturzuständen die Vorstellung der Kleidung untrennbar von der des Geschlechtes ist. So erklärt es sich, dass bei einzelnen Individuen die Kleidung gerade so gut sexuell erregend wirkt, wie der Körper.

Auf dieser Thatsache beruht psychologisch ein guter Theil dessen, was als Mode bezeichnet wird.

Dieser Fetischismus der Sitte erklärt auch eine merkwürdige Thatsache, welche Leopold Katscher in seinem Buch „Nebelland und Themsestrand" 1886 p. 302 berichtet:

„Die Damen haben nichts dagegen beim Besteigen eines Wagens u. s. w. ein Bein bis zum Knie zu zeigen, falls dasselbe nur mit einem Strumpf bedeckt ist, während es für unschicklich erklärt wird, das Bein zu zeigen, wenn es auch noch eine Unterhose trägt."

Es kann ferner keinem Zweifel begegnen, dass psychosexual auf den Mann und zwar nicht bloss auf den sexuell pervertirten oder blasirten der halbverhüllte Körper des Weibes viel mächtiger wirkt als im Zustand der völligen Nudität.

Dessen ist sich das Weib auf Bällen, wo es gefallen soll und will, auch bewusst oder es folgt wenigstens instinktiv diesem Fetischismus der Mode bezw. Sitte, indem es seinen Busen halbverhüllt exponirt.

In dieser halben Preisgebung von Reizen liegt der Fetischzauber.

Die Venus von Medici oder eine beliebige andere weibliche Statue wirkt an und für sich sinnlich nicht erregend. Sie wird es aber sofort durch ein ihr übergezogenes Hemdchen.

In nicht seltenen Fällen sind Kleider aus bestimmtem Stoff (besonders Sammt oder Seide) der Fetisch und erscheint das Befühlen solcher Stoffe während des sexuellen Aktes unerlässlich, um diesen möglich oder wenigstens befriedigend zu machen. Es liegt nahe zu vermuthen, dass derlei Stoffe und selbst besondere Schnittmuster von der Frauenwelt instinktiv bevorzugt werden, weil sie eine besondere Attraktionskraft auf zahlreiche Männer besitzen [1]).

Diese Fälle bilden den Uebergang zu einer Categorie, in welcher das Costüm vollkommen den Fetisch repräsentirt.

So erklärt sich die Thatsache, dass in Bordellen eine Maskengarderobe vielfach vorräthig sein muss, weil gewisse Besucher nur coitiren können, wenn die Puella als Nonne, Wäschermädchen u. s. w. costümirt ist.

Von da ist es nur ein Schritt zu Jenen, auf welche ein bestimmtes Costüm unwiderstehlich wirkt, gleichgiltig, welche Person den Fetisch trägt.

Einen Schritt weiter, und man trifft auf Individuen, für welche der Fetisch, sei er Costüm, Theilstück einer Kleidung, Gebrauchsgegenstand oder bloss zufällige Eigenschaft (Parfüm), als solcher genügt.

Nichts stellt den pathologischen Fetischismus heller ins Licht als die Thatsache, dass auch die physiologische Liebe derlei Fetischbeziehungen hat, aber in ganz anderem Sinne.

Das Taschentuch, der Schuh, Handschuh, Brief, die Blume, „die sie ihm gab“, die Haarlocke u. s. w. können ebenfalls Gegenstand abgöttischer Verehrung sein, einen wahren Reliquiencultus u. s. w. darstellen, aber nur, weil sie ein Erinnerungszeichen an die abwesende oder gestorbene geliebte Person darstellen, deren Gesammtpersönlichkeit damit reproducirt wird.

Der pathologische Fetischist hat keine derartigen Beziehungen. Für ihn ist der Fetisch der ganze Vorstellungsinhalt.

---

[1]) Binet op. cit. erklärt auch das Tragen von Ringen, Bracelets, Colliers damit, dass das Weib unbewusst es versucht, die Aufmerksamkeit auf gewisse Theile seines Körpers zu lenken. Nicht ganz unbewusst ist das Bestreben, durch Auflegen von „Rouge“ die Lippen stärker zu markiren und zu gleichem Zweck die Augenbrauen zu färben.

Wo immer er desselben gewahr wird, tritt die sexuelle Erregung ein und macht der Fetisch seine Wirkung geltend.

Ganz anders z. B. der Fall von Stiefelfetischismus in Zola's Therese Raquin, wo der betr. Mann die eleganten Stiefel der Geliebten mehrmals küsst und bei jenen Schuh- und Stiefelfetischisten, die beim Anblick eines jeden Stiefels an beliebiger Dame oder auch ohne solche in wollüstige Ekstase gerathen bis zur Ejaculation.

Es ist dann ziemlich gleichgiltig, ob die Phantasie noch einen Fuss oder ein ganzes Weib hinzudichtet oder am Stiefel hängen bleibt.

Von der Erregbarkeit des spinalen Reflexcentrums hängt es dabei einfach ab, ob der blosse Anblick des Stiefels zur Befriedigung genügt oder ob Berührung der Genitalien mit dem Fetisch, Betasten, Küssen desselben weiter erforderlich sind.

Ausser den Stiefelfetischisten sind hier auch noch die Schürzen- und Taschentuchfetischisten zu erwähnen.

Ein prägnantes Beispiel, einen conträr Sexualen betreffend, verdanke ich Herrn Dr. Moll.

Beobachtung 13. Fall von Taschentuchfetischismus bei conträrer Sexualempfindung. Mitgetheilt von Albert Moll.

K. 38 Jahre alt, Handwerker, ein kräftig gebauter Mann, klagt über zahlreiche Beschwerden, Schwäche in den Beinen, Rückenschmerzen, Kopfschmerz, Mangel an Arbeitslust u. s. w. Die Klagen machen den ausgesprochenen Eindruck von Neurasthenie mit Neigung zur Hypochondrie. Erst mehrere Monate, nachdem Patient in meiner Behandlung gewesen, gibt er an, dass er auch sexuell abnorm sei.

K. hat niemals irgendwelchen Trieb zum Weibe gehabt; schöne Männer hingegen übten von jeher einen ganz besonderen Reiz auf ihn aus. Patient hat von Jugend auf bis zur Zeit, wo er zu mir kam, viel onanirt. Mutuelle Onanie oder Päderastie hat K. niemals getrieben. Er glaubt auch nicht, dass er hierin eine Befriedigung gefunden hätte, da trotz seiner Vorliebe für Männer ein weisses Wäschestück von ihnen den Hauptreiz auf K. ausübte, wobei aber die Schönheit des Besitzers eine Rolle spielte; besonders sind es Taschentücher von schönen Männern, durch die K. sexuell erregt wird. Seine höchste Wollust besteht darin, dass er in die Taschentücher von Männern masturbirt. Er nahm aus diesem Grunde öfter seinen Freunden Taschentücher; um sich vor Entdeckung der Entwendung zu schützen, liess Patient stets eines seiner eigenen Taschentücher bei seinen Freunden zurück als Ersatz des jeweilig gestohlenen. K. wollte auf diese Weise dem Verdacht des Diebstahles entgehen und den Schein einer Verwechslung erregen. Auch andere Wäsche von Männern erregte den K. sexuell, aber nicht in dem Grade wie Taschentücher.

Den Coitus mit Weibern hat K. öfter ausgeführt, wobei er Erection mit Ejaculation hatte, aber ohne Wollustgefühl. Auch bestand keinerlei Reiz für den Patienten den Beischlaf auszuüben. Die Erection und Ejaculation traten auch nur dann auf, wenn Patient während des Aktes an das Taschentuch eines Mannes dachte; noch leichter war dieser dem Patienten dann möglich, wenn er das Taschentuch eines Freundes mitnahm und während des Beischlafes in der Hand hielt.

Entsprechend seiner sexuellen Perversion verlaufen auch die nächtlichen Pollutionen unter wollüstigen Vorstellungen, in denen Männerwäsche eine Hauptrolle spielt.

Beobachtung 14. Ein bisher unbescholtener, 32 Jahre alter lediger Bäckergehilfe wurde ertappt, als er einer Dame ein Taschentuch stahl. Er gestand mit aufrichtiger Reue, dass er bereits 80—90 derartige Sacktücher entwendet hatte. Er hatte es nur auf solche abgesehen und zwar ausschliesslich bei jüngeren und ihm zusagenden Frauenzimmern.

Inculpat bietet in seiner äusseren Erscheinung nichts Auffälliges. Er kleidet sich sehr gewählt, bietet ein eigenthümliches, theils ängstlich depressives, theils unmännlich devotes Wesen und Benehmen, das sich oft bis zu einem larmoyanten Ton und Thränen steigert. Auch eine unverkennbare Unbehilflichkeit, Schwäche in der Auffassung, Trägheit in der Orientirung und Reflexion gibt er zu erkennen. Eine seiner Schwestern ist epileptisch. Er lebt in guten Verhältnissen, war nie schwer krank, entwickelte sich gut. In der Mittheilung seiner Lebensgeschichte zeigt er Gedächtnissschwäche, Unklarheit, auch das Rechnen fällt ihm schwer, obwohl er früher gut gelernt hatte und auffasste. Sein ängstliches, unsicheres Wesen machte den Verdacht auf Onanie rege. Inculpat gestand, dass er seit dem 19. Jahr diesem Laster in excessiver Weise ergeben war.

Seit einigen Jahren hatte er in Folge seines Lasters an Abgeschlagenheit, Mattigkeit, Zittern der Beine, Rückenschmerzen, Unlust zur Arbeit gelitten. Oefters kam auch eine traurig-ängstliche Verstimmung über ihn, in welcher er die Leute mied. Von den Folgen geschlechtlichen Verkehrs mit Frauenzimmern hatte er übertriebene, abenteuerliche Vorstellungen und konnte sich nicht dazu entschliessen. In letzter Zeit hatte er jedoch an Verehelichung gedacht.

Mit tiefer Reue und in schwachsinniger Weise gestand nun X., dass er vor ½ Jahr im Menschengedränge beim Anblick eines jungen hübschen Mädchens sich heftig geschlechtlich erregt fühlte, sich an dasselbe drängen musste und den Drang empfand, durch Wegnahme des Taschentuchs sich für eine ausgiebigere Befriedigung seiner geschlechtlichen Regung zu entschädigen.

In der Folge wurde er, sobald er ein ihm zusagendes Frauenzimmer gewahr wurde, unter heftiger geschlechtlicher Erregung, Herzklopfen, Erection und Impetus coeundi vom Drang erfasst, sich an die betreffende Person zu drängen und ihr — faute de mieux — das Taschentuch zu entwenden. Obwohl ihn keinen Moment das Bewusstsein seiner strafbaren Handlung verliess, konnte er seinem Drange nicht Widerstand leisten. Dabei fühlte er Angst, die theils durch den zwangsmässigen geschlechtlichen Trieb, theils durch die Furcht vor Entdeckung bedingt war.

Das Gutachten macht mit Recht den angeborenen Schwachsinn, den zerrüttenden Einfluss der Onanie geltend und führt das abnorme Gelüste auf einen perversen Geschlechtstrieb zurück, wobei ein interessanter und physiologisch auch gekannter Connex zwischen Geruchs- und Geschlechtssinn bestehe. Die Unwiderstehlichkeit des krankhaften Triebs wurde anerkannt. X. wurde nicht bestraft (Zippe, Wiener med. Wochenschrift 1879, Nr. 23).

Der Güte des Herrn Landesgerichtsarztes Dr. Fritsch in Wien verdanke ich weitere Mittheilungen über diesen Taschentuchfetischisten, welcher im August 1890 neuerdings verhaftet wurde, als er gerade einer Dame das Taschentuch aus dem Rocke ziehen wollte.

Bei einer Hausdurchsuchung fand man 446 Stück Damentaschentücher vor. Ueberdies will er 2 Bündel solcher corpp. delicti verbrannt haben. Ferner ergab sich im Laufe der Untersuchung, dass X. schon 1883 wegen Diebstahls von 27 Sacktüchern mit 14 Tagen Arrest und wegen des gleichen Delicts 1886 mit 3 Wochen Arrest bestraft worden war.

Ueber seine verwandtschaftlichen Beziehungen erfährt man nur, dass sein Vater viel an Congestionen litt und dass eine Tochter seines Bruders schwachsinnig und constitutionell neuropathisch ist.

X. hatte 1879 geheiratet und ein selbständiges Geschäft angefangen. 1881 gerieth er in Concurs. Bald darauf begehrte seine Frau, da sie sich mit ihm nicht vertragen konnte und er angeblich seine eheliche Pflicht nicht leistete (von X. bestritten) die Ehescheidung. Er lebte in der Folge als Bäckergehilfe im Geschäfte seines Bruders.

Seinen unglücklichen Drang nach Taschentüchern von Damen beklagt er tief, aber wenn er in die bezügliche Situation komme, vermöge er sich leider nicht zu beherrschen. Er verspüre dabei ein Wonnegefühl und es sei ihm, wie wenn jemand ihn dazu dränge. Zuweilen vermöge er sich zurückzuhalten, aber wenn die Dame ihm sympathisch sei, erliege er im ersten Antrieb. Er sei dabei ganz nass von Schweiss, theils aus Angst vor Entdeckung, theils in Folge des Triebes zur Ausführung der That. Schon seit den Pubertätsjahren will er sinnliche Erregungen beim Anblick von Taschentüchern, Weibern gehörig, empfunden haben. Der näheren Umstände, unter welchen diese fetischistische Association sich knüpfte, vermag er sich nicht zu erinnern. Die sinnliche Erregung beim Anblick von Damen mit aus der Tasche hervorstehendem Taschentuch habe sich immer mehr gesteigert. Wiederholt sei es dabei zu Erectionen gekommen, nie aber zu Ejaculation.

Vom 21. Jahr ab will er einigemale Anwandlungen zu normaler Geschlechtsbefriedigung gehabt und ohne bestehende Taschentuchvorstellungen anstandslos coitirt haben. Mit überhandnehmendem Fetischismus sei die Aneignung von Taschentüchern für ihn eine viel grössere Befriedigung geworden als der Coitus. Die Aneignung eines Taschentuchs einer sympathischen Dame sei ihm soviel werth gewesen, als ob er mit der betr. Dame sexuell verkehrt hätte. Er fühlte dabei wahren Orgasmus.

Konnte er nicht in den Besitz eines begehrten Taschentuchs gelangen, so fühlte er quälende Aufregung, Zittern, Schweiss am ganzen Körper.

Taschentücher ihm besonders sympathischer Frauen bewahrte er separat auf, weidete sich an ihrem Anblick und fühlte dabei grosses Wohlbehagen.

Auch der Geruch derselben machte ihm eine wonnige Empfindung, jedoch behauptet er, es sei wesentlich der eigenthümliche Wäschegeruch, nicht der etwaigen Parfums gewesen, der ihn sinnlich erregte. Masturbirt will er nur höchst selten haben.

Ausser zeitweiligem Kopfschmerz und Schwindel klagt X. über keine körperlichen Beschwerden. Er bedauert tief sein Unglück, seinen krankhaften Trieb, den bösen Dämon, der ihn zu solchen strafbaren Handlungen antreibe. Er habe nur einen Wunsch, dass ihm Jemand helfen könnte. Objektiv finden sich leicht neurasthenische Erscheinungen, Anomalien der Blutvertheilung, ungleiche Pupillen.

Nachweis, dass X. unter krankhaftem unwiderstehlichem Zwang seine Delicte begangen hat. Freisprechung.

Solche Pälle stellen Uebergänge zu den äussersten Stufen fetischistischer psychosexualer Degeneration dar, wo an und für sich sexuell ganz indifferente aber individuell und zufällig es gewordene Objekte als Fetisch wirken und zwar unter allen Umständen und mit psychologischem Zwang.

Dahin gehören Menschen, die ein bestimmter Parfum fetischistisch reizt.

III. Der Wahn der Geschlechtsverwandlung.

Zu den festesten Bestandtheilen des Ichbewusstseins des Menschen nach seiner geschlechtlichen Entwickelung gehört das Bewusstsein, eine bestimmte geschlechtliche Persönlichkeit zu repräsentiren.

Gleichwohl kann unter krankhaften Bedingungen dieses Bewusstsein sich verändern und selbst in das einer Umänderung des Geschlechts sich verkehren. Gesellt sich dazu ein besonderer psychopathischer Zustand der sogen. Paranoia, so wird aus dem Gefühl geänderter Sexualempfindung der Wahn, eine andere sexuelle Persönlichkeit wirklich zu sein.

Es erscheint von hohem Interesse, die Wege und Bedingungen aufzuspüren, durch welche das Gefühl einer geänderten Geschlechtsempfindung entstehen mag, schon aus dem Grunde, weil damit Hinweise gegeben werden, wie das Geschlechtsgefühl und auf Grund welcher Bedingungen es sich entwickeln dürfte.

Bis zu einem gewissen Alter ist das Kind generis neutrius, und wenn auch schon abnorm früh sexuelle Regungen sich zeigen und in Masturbation Befriedigung finden mögen, so fehlt doch bei all dem noch gänzlich die seelische Beziehung zu Personen des anderen Geschlechts und haben bezügliche sexuelle Akte mehr weniger die Bedeutung spinalreflektorischer.

Diese Thatsache der Unschuld oder der sexuellen Neutralität ist um so bemerkenswerther, als doch früh schon in der Erziehung, Beschäftigung, Kleidung u. s. w. das Kind eine Differenzirung von Kindern des anderen Geschlechts erfährt.

Mit der beginnenden anatomischen und funktionellen Entwickelung der Zeugungsorgane und der damit Hand in Hand gehenden Differenzirung der dem betreffenden Geschlecht zukommenden Körperformen entwickeln sich beim Knaben bezw. Mädchen, sofern sie in Unwissenheit über sexuelle Unterschiede belassen blieben, die Grundlagen eines ihrem Geschlecht entsprechenden seelischen Empfindens, wozu nun allerdings Erziehung, überhaupt äussere Einflüsse bei dem aufmerksam gewordenen Individuum mächtig beitragen.

Ist die sexuelle Entwickelung eine normale ungestörte, so entwickelt sich ein bestimmter Charakter, entstehen bestimmte Neigungen, Reaktionen im Verkehr mit Personen des anderen Geschlechts, und es ist psychologisch bemerkenswerth, wie verhältnissmässig rasch sich der bestimmte, dem betreffenden Geschlecht zukommende seelische Typus heraus entwickelt. Während z. B. Schamhaftigkeit in der Kinderzeit wesentlich nur eine unverstandene und unverständliche Forderung der Erziehung und Nachahmung war und bei der Unschuld und Naivetät des Kindes nur unvollkommen zum Ausdruck gelangte, erscheint jene dem Jüngling und der Jungfrau nunmehr als ein zwingendes Gebot der Selbstachtung, die, wenn ihr nur irgendwie nahegetreten wird, eine mächtige vasomotorische Reaktion (Schamröthe) und psychische Affekte hervorruft. Dass die körperlichen Vorgänge in den Genitalorganen aber nur mitwirkende, nicht aber die ausschliesslichen Faktoren in dem Werdeprocess eines sexualen Bewusstseins sind, geht daraus hervor, dass trotz anatomischer und physiologischer Norm derselben gleichwohl eine dem Geschlecht, welches der Betreffende repräsentirt, gegensätzliche Sexualempfindung sich entwickeln kann.

Hier kann die Ursache nur in einer abnormen seelischen Veranlagung gelegen sein, bezüglich deren Wesen höchstens Vermuthungen möglich sind. Bleibt dieser störende Faktor ausser Spiel, so entwickelt sich eine so festgefügte und dem Geschlecht, welches das Individuum repräsentirt, so vollkommen entsprechende psychosexuale Persönlichkeit, dass nicht einmal der Verlust der Zeugungsorgane, etwa durch Castration oder später der Klimax oder das Senium sie wesentlich verändern können, offenbar weil nach Umständen jahrzehntelange Funktion der Genitalorgane und Thätigkeit im Sinne der psychosexualen Persönlichkeit diese gefestigt haben.

Damit soll allerdings nicht gesagt werden, dass der castrirte Mann oder das castrirte Weib, der Jüngling und der Greis, die Jungfrau und die Matrone, der impotente und potente Mann seelisch nicht wesentlich von einander differiren. Ebenso ist bekannt und ein Beweis für die wichtige Bedeutung der Funktion der Genitalorgane hinsichtlich der Entwickelung einer psychosexuellen Persönlichkeit, dass angeborener Mangel der Keimdrüsen, Entfernung derselben vor der Pubertät, Körperentwickelung wie auch psychosexuale Entwickelung tief beeinflussen, so dass die letztere verkümmert und eine mehr dem Typus des entgegengesetzten Geschlechts sich nähernde Richtung nimmt (Eunuchen, gew. Viragines u. s. w.).

Von hohem psychologischem Interesse ist nun die Thatsache, dass auch beim körperlich und psychosexual vollkommen entwickelten Individuum die sexuelle Empfindung, und zwar sowohl die körperliche als die seelische, sich in eine dem bisherigen Empfinden gegensätzliche umändern können, so dass man von einer Eviratio (beim Manne) und von einer Defeminatio (beim Weibe) zu reden berechtigt ist.

Ja sogar von einer körperlichen Aenderung im Sinne des entgegengesetzten Geschlechts, soweit jene von sexuellen Bedingungen abhängt, wissen in solchen Fällen glaubwürdige Beobachtungen zu berichten.

Welche sind die Bedingungen für das Zustandekommen dieser Eviratio und Defeminatio?

Unzweifelhaft sind dieselben in veranlagenden, im Sinne einer abnormen ursprünglichen Constitution (sogen. Belastung, in der Regel hereditäre) und in accessorischen Schädlichkeiten, wie sie der Verlust der Zeugungsorgane oder funktionelle Schädigungen derselben durch Missbrauch darstellen, zu finden.

Der erstere Faktor ist jedenfalls der wichtigere, ausschlaggebende, denn nur wenn er gegeben ist, vermag der andere seine Wirkung zu entfalten. Leider lässt sich über das Wesen jener veranlagenden Bedingungen nichts aussagen. Die occasionellen sind funktionelle Schädigung der Genitalorgane bis zur Atrophie derselben durch antihygienische Momente (Masturbation, erzwungene Abstinenz u. s. w.), welche zur Neurasthenia sexualis (reizbare Schwäche, Pollutionen u. s. w.) führen.

Bemerkenswerthe Thatsachen in dieser Hinsicht sind die in m. Psychopath. sexualis 6. Aufl. S. 109 über erworbene conträre Sexualempfindung und S. 177 über den sogen. Skythenwahnsinn und die Mujerados in Mexiko gesammelten Erfahrungen.

Befriedigender sind unsere Kenntnisse über die Erscheinungen, unter welchen sich, einem krankhaften Processe gleich, die Eviratio und Defeminatio entwickeln.

Diese Entwickelung findet auf der Grundlage einer meist durch Masturbation oder äquivalente Schädlichkeiten erworbenen Neurasthenia sexualis statt. Diese führt zu Impotenz (beim Manne) und zur Anaphrodisie bei beiden Geschlechtern. Da die Libido aber meist fortbesteht, normaler Geschlechtsgenuss aus verschiedenen Gründen (physischen und moralischen) aber verschmäht wird, Automasturbation unbefriedigend oder schädlich empfunden wird, bedarf es oft nur geringfügiger und zufälliger Bedingungen (Verführung u A.), um in homosexualem Verkehr Befriedigung zu suchen und zu finden.

So entwickelt sich der gezüchtete Päderast, d. h. ein Mensch, der quasi Akte der Onanie mit Personen des eigenen Geschlechts vollzieht, sich dabei in aktiver, seinem wirklichen Geschlecht entsprechender Rolle fühlt und nur Personen des anderen gegenüber auf dem Indifferenzpunkt sich befindet.

Es ist höchst wahrscheinlich, dass diese Stufe die Grenze psychosexualer Entartung darstellt, welche das normal veranlagte, unbelastete Individuum erreicht.

Anders liegt die Sache beim belasteten.

Bis dahin latente, homosexuale Empfindungen mögen hier im Spiele sein und zur Geltung gelangen.

Unter allen Umständen entwickelt sich allmählig im Contakt mit Personen des eigenen Geschlechts sexuelle Erregbarkeit durch solche. Bezügliche Vorstellungen werden mit Lustgefühlen betont und erwecken entsprechende Dränge. Nun wirkt die Person des eigenen Geschlechts auch aphrodisisch (Erection u. s. w.), aber Charakter und Empfindungsweise bleiben vorerst noch dem Geschlecht, welches der Betreffende repräsentirt, entsprechend. Er fühlt sich in aktiver Rolle und empfindet seinen Drang zum eigenen Geschlecht als eine Verirrung.

Mit episodisch sich bessernder Neurose können sogar anfangs noch normale sexuelle Empfindungen und Dränge auftreten, wie Beobachtung 52 der 5. Auflage meiner Psychopathia sexualis erweist.

Die folgende Beobachtung ist recht geeignet, diese Etappe auf dem Wege der psychosexualen Entartung zu exemplificiren.

Beobachtung 15. Erworbene conträre Sexualempfindung. Ich bin Beamter und stamme aus einer, soviel mir bekannt, unbelasteten Familie; mein Vater starb an einer acuten Krankheit, die Mutter lebt, ist ziemlich „nervös“ Eine Schwester ist seit einigen Jahren sehr intensiv religiös geworden.

Ich selbst bin gross, mache einen durchaus männlichen Eindruck in Sprache, Gang und Haltung. An Krankheiten habe ich nur Masern durchgemacht, habe aber von meinem 13. Jahre an an sogen. nervösen Kopfschmerzen gelitten.

Mein sexuelles Leben begann im 13. Lebensjahre, wo ich einen etwas älteren Jungen kennen lernte, mit dem ich mich durch gegenseitiges Betasten der Genitalorgane vergnügte. In meinem 14. Lebensjahre hatte ich die erste Ejaculation. Von zwei älteren Mitschülern zur Onanie verführt, fröhnte ich derselben theils mit anderen, theils allein, im letzteren Fall jedoch stets mit dem Gedanken an Personen weiblichen Geschlechts. Meine Libido sexualis war sehr gross, wie sie es auch heute noch ist. Später versuchte ich mit einem hübschen, kräftigen Dienstmädchen mit sehr starken Mammae anzubinden; id solum assecutus sum, ut me praesente superiorem corporis sui partem enudaret mihique concederet os mammasque osculari, dum ipsa penem meum valde erectum in manum suam recepit eumque trivit.

So stürmisch ich auch den Coitus verlangte, sie gab es nicht zu, sondern erlaubte mir schliesslich nur noch, ihre Geschlechtstheile zu berühren.

Auf die Universität gekommen, suchte ich ein Bordell auf, reussirte auch ohne Anstrengung.

Da aber trat ein Ereigniss ein, welches in mir einen Umschwung hervorbrachte. Ich begleitete eines Abends einen Freund nach Hause und griff ihm, etwas angeheitert wie ich war, ad genitalia. Er wehrte sich nur wenig; ich ging dann mit auf sein Zimmer, wir onanisirten uns und trieben fortan diese mutuelle Masturbation ziemlich häufig; es kam sogar zur immissio penis in os mit folgender Ejaculation. Sonderbar ist es nur, dass ich in diesen Betreffenden nicht im geringsten verliebt war, dagegen leidenschaftlich in einen anderen meiner Freunde, in dessen Nähe ich aber niemals die geringste sexuelle Erregung spürte, den ich überhaupt nie mit sexuellen Vorgängen in meinen Gedanken zusammenbrachte. Meine Besuche in Bordellen, wo ich ein gern gesehener Gast war, wurden seltener, ich fand bei meinem Freunde Ersatz und sehnte mich nicht nach geschlechtlichem Verkehr mit Weibern.

Päderastie trieben wir niemals, das Wort wurde zwischen uns überhaupt nicht genannt. Seit Beginn dieses Verhältnisses mit meinem Freunde onanirte ich wieder mehr; naturgemäss traten die Gedanken an weibliche Personen mehr und mehr in den Hintergrund, ich dachte an junge, hübsche, kräftige Männer mit möglichst grossen Gliedern. Burschen von 16—25 Jahren ohne Bart waren mir die liebsten, aber sie mussten hübsch und sauber sein. Besonders erregten mich jugendliche Arbeiter mit Hosen aus sogen. Manchesterstoff oder aus englischem Leder, vornehmlich Maurer.

Gleichgestellte Personen reizen mich so gut wie gar nicht, dagegen empfinde ich beim Anblick eines solchen strammen Jungen aus dem Volke eine deutliche sexuelle Erregung. Das Berühren solcher Beinkleider, das Oeffnen derselben, das Ergreifen des Penis, sowie das Küssen des Burschen erscheint mir von höchstem Reiz. Meine Empfänglichkeit für weibliche Reize ist etwas abgestumpft, doch bin ich im geschlechtlichen Verkehr mit einem Weibe, besonders wenn es stark entwickelte Brüste hat, stets potent, ohne dass ich Phantasiebilder zu Hilfe nehme. Ich habe nie den Versuch gemacht, einen jungen Arbeiter oder dergl. für meine unschönen Gelüste zu missbrauchen und werde es auch nicht thun, aber die Lust dazu verspüre ich sehr oft. Zuweilen halte ich das Bild eines solchen Burschen fest und onanire dann zu Hause.

Sinn für weibliche Beschäftigung fehlt mir völlig. In Damengesellschaft verkehre ich mässig gern, Tanzen ist mir zuwider. Ich interessire mich lebhaft für schöne Künste. Dass ich stellenweise conträr sexual empfinde, ist, glaube ich, zum Theil eine Folge grosser Bequemlichkeit, welche mich verhindert, irgend ein Verhältniss mit einem Mädchen anzuknüpfen, da mir das zu viel Umstände macht; immer Bordelle aufzusuchen ist mir aus ästhetischen Gründen zuwider; so verfalle ich denn auf das leidige Onaniren, von dem zu lassen mir sehr schwer fällt.

Ich habe mir selbst hundertmal vorgehalten, dass ich, um vollständig normal sexuell empfinden zu können, vor allem die schier unbezwingliche Leidenschaft für die unselige Onanie, diese meinem ästhetischen Gefühl so widerwärtige Verirrung, unterdrücken müsse; ich habe mir so und so oft vorgenommen, mit aller Kraft des Willens gegen diese Leidenschaft anzukämpfen; es ist mir bis heute nicht gelungen. Anstatt, wenn sich der sexuelle Trieb besonders heftig in mir regte, Befriedigung auf natürlichem Wege zu suchen, zog ich es vor, zu onaniren, weil ich fühlte, dass ich davon mehr Genuss haben würde.

Und dabei hat mich die Erfahrung gelehrt, dass ich bei Mädchen stets potent bin und zwar ohne Mühe und ohne Zuhilfenahme von Bildern männlicher Geschlechtstheile, mit Ausnahme eines einzigen Falles, in dem ich es aber deshalb nicht zu einer Ejaculation brachte, weil das betreffende weibliche Wesen — es war in einem Bordell — jeglicher Reize entbehrte. Ich kann mich des Gedankens und schweren Selbstvorwurfes nicht entschlagen, dass die bis zu einem gewissen Grade bei mir doch nun einmal vorhandene c. S. eine Folge des excessiven Onanirens ist, und das wirkt vornehmlich so deprimirend auf mich, weil ich mir sagen muss, dass ich kaum in mir die Kraft fühle, diesem Laster aus eigenem Willen ganz zu entsagen.

In Folge des in meinem Schreiben erwähnten geschlechtlichen Verhältnisses zu einem Studiengenossen und langjährigen Schulfreunde, welches aber erst während unserer Universitätszeit entstand, nachdem wir 7 Jahre lediglich freundschaftlich verkehrt hatten, ist in mir der Trieb zu unnatürlicher Befriedigung der Libido bedeutend stärker geworden.

Ich bitte, mir noch die Erzählung einer Episode zu gestatten, die mir Monate lang viel zu schaffen gemacht.

Ich lernte im Sommer 1882 in E. einen 6 Jahre jüngeren Kommilitonen kennen, welcher zugleich mit mehreren anderen an mich und meine Bekannten empfohlen war. Sehr bald fühlte ich ein tiefes Interesse für den bildschönen, ungemein proportionirt, schlank und gesund aussehenden Menschen, welches sich nach mehrwöchentlichem Verkehr zu intensivstem Freundschaftsgefühl, weiterhin zur leidenschaftlichen Liebe und quälenden Eifersuchtsempfindung entwickelte. Ich merkte sehr bald, dass bei mir sinnliche Regungen stark mitsprachen, und so fest ich mir auch vornahm, mich diesem, von allem anderen abgesehen, von mir wegen seines vortrefflichen Charakters so hoch geachteten Menschen gegenüber im Zaum zu halten, unterlag ich doch in einer Nacht, als wir nach vorausgegangenem reichlichem Biergenuss in meiner Wohnung bei einer Flasche Champagner sassen und auf gute, wahre und dauernde Freundschaft tranken, der unwiderstehlichen Begierde, ihn an mich zu pressen u. s. w.

Als ich ihn am nächsten Tage wiedersah, schämte ich mich so, dass ich ihm nicht in die Augen blicken konnte. Ich empfand die bitterste Reue über mein Vergehen und machte mir die heftigsten Vorwürfe, dass ich diese Freundschaft, die rein und edel sein und bleiben sollte, so beschmutzt hatte. Um jenem zu beweisen, dass ich mich nur momentan hatte hinreissen lassen, drängte ich ihn, am Schlusse des Semesters mit mir eine Reise zu machen; nach einigem Widerstreben, dessen Gründe mir nur zu klar waren, willigte er ein; wir schliefen mehrere Nächte im selben Zimmer, ohne dass ich den geringsten Versuch gemacht hätte, jene Handlung zu wiederholen. Ich wollte mit ihm über den Vorgang jener Nacht sprechen, ich brachte es nicht fertig; als wir im folgenden Semester getrennt waren, konnte ich es auch nicht über mich gewinnen, ihm in der betreffenden Sache zu schreiben, und als ich ihn dann im März in E. besuchte, ging es mir wieder so. Und doch fühlte ich das dringendste Bedürfniss, diesen dunkeln Punkt durch eine offene Aussprache zu klären. Im October dieses Jahres war ich wieder in E. und diesmal fand ich den Muth zur rückhaltlosen Aussprache. Ich bat ihn um Verzeihung, die er mir gern gewährte; ja, ich fragte ihn sogar, weshalb er mir damals nicht entschiedenen Widerstand geleistet, worauf er antwortete, zum Theil hätte er mir aus Gefälligkeit meinen Willen gelassen, zum Theil, weil er ziemlich angezecht gewesen und somit in einer gewissen Apathie befangen gewesen sei. Ich setzte ihm meinen Zustand eingehend auseinander, gab ihm auch die Psychopathia sexualis zu leseu und sprach ihm die feste Hoffnung aus, dass es mir aus eigener Kraft gelingen würde, meiner unnatürlichen Triebe völlig und dauernd Herr zu werden. Seit dieser Aussprache ist das Verhältniss zwischen jenem Freunde und mir das denkbar erfreulichste und beglückendste, die freundschaftlichen Gefühle sind auf beiden Seiten innige, wahre und hoffentlich dauernde.

Wenn ich nicht eiue Besserung meines abnormen Zustandes erkennen sollte, würde ich mich wohl entschliessen, mich vollständig Ihrer Behandlung zu unterstellen, um so mehr, als ich mich nach genauem Studium Ihres Werkes nicht zu der Kategorie der sogen. Urninge zählen kann, vielmehr die feste Ueberzeugung oder jedenfalls Hoffnung habe, dass festester Wille, unterstützt und geleitet durch sachkundige Behandlung, mich zum normal empfindenden Menschen machen können.

Es bedarf wahrscheinlich einer besonders grossen Belastung, um die psychosexuale Entartung zur Verkehrung der Empfindung gelangen zu lassen.

Hier entwickelt sich dann beim bisherigen Manne zunächst eine tiefgehende Wandlung des Charakters speciell der Gefühle und Neigungen im Sinne einer weiblich fühlenden Persönlichkeit. Damit fühlt der Betreffende sich auch bei sexuellen Akten als Weib, hat nur mehr Sinn für passive Geschlechtsbethätigung.

Ein zutreffendes Beispiel für diese Eviratio bildet Beobachtung 74 der 6. Auflage meiner Psychopathia sexualis.

Angeboren, sozusagen mit Ueberspringung der geschilderten

Entwickelungsphasen, kommt diese Anomalie als eine bestimmte Form der conträren Sexualempfindung vor.

Eine weitere Entwickelungsstufe stellen Fälle dar, wo auch das körperliche Empfinden im Sinne einer Transmutatio sexus sich umgestaltet.

Die folgende Beobachtung ist in dieser Hinsicht ein Unicum.

Beobachtung 16. Autobiographie. 1846 in Ungarn geboren, war ich lange Jahre das einzige Kind meiner Eltern, da die meisten anderen Geschwister an Lebensschwäche starben; erst spät kam ein Bruder nach, welcher das Leben behielt.

Ich stamme aus einer Familie, in welcher Nerven- und psychische Leiden vielfach vorgekommen sind. Als kleines Kind soll ich sehr hübsch gewesen sein, mit blonden Locken und durchsichtiger Haut; sehr folgsam, stille, bescheiden, so dass man mich in jede Damengesellschaft mitnahm, ohne dass ich genirt hätte.

Bei sehr reger Phantasie, meiner Feindin das ganze Leben hindurch, entwickelten sich meine Talente schnell. Mit 4 Jahren konnte ich lesen und schreiben, mein Gedächtniss reicht bis ins 3. Jahr zurück; ich spielte mit Allem, was mir unter die Hände fiel, mit Bleisoldaten oder Steinen oder Bändern aus einem Kinderladen; nur einen Apparat zum Holzmachen, den man mir schenkte, mochte ich nicht. Am liebsten war ich zu Hause bei meiner Mutter, die mein Alles war. Freunde hatte ich 2–3, mit denen ich gutmüthig verkehrte, aber gerade so gerne mit ihren Schwestern, welche mich auch stets wie ein Mädchen behandelten, was mich Anfangs nicht genirte.

Ich muss auf dem Wege gewesen sein, ganz wie ein Mädchen zu werden, ich weiss wenigstens noch gut, wie es stets hiess: „das schickt sich für einen Buben nicht.“ Darauf bemühte ich mich, den Buben zu spielen, machte Alles meinen Kameraden nach und suchte sie an Wildheit zu übertreffen, was auch gelang; es war mir kein Baum und kein Gebäude zu hoch, um es nicht zu besteigen. An den Soldaten hatte ich grosse Freude, den Mädchen wich ich mehr aus, da ich mit ihren Sachen doch nicht spielen sollte, und es mich auch stets wurmte, dass sie mich so ganz wie ihresgleichen behandelten.

In Gesellschaft Erwachsener war ich aber stets gleich bescheiden und gleich gerne gesehen. Phantastische Träume von fremden Thieren, die mich einmal aus dem Bette trieben, ohne dass ich erwacht wäre, peinigten mich häufig. Ich wurde stets zwar einfach, aber höchst zierlich gekleidet und bekam dadurch eine Neigung zu schönen Kleidern; eigenthümlich scheint es mir, dass ich schon von der Schulzeit an Hinneigung zu Frauenhandschuhen hatte, die ich heimlich anzog, so oft ich konnte; so ereiferte ich mich, als meine Mutter einmal ein Paar solcher verschenkt hatte, ganz energisch dagegen und theilte meiner Mutter auf Befragen mit: ich hätte sie lieber selber gerne gehabt; ich wurde tüchtig ausgelacht und hütete mich von da an sehr, meine Vorliebe für weibliche Sachen zu zeigen. Und doch war meine Freude so gross daran. Besonders hatte ich an Maskenkleidern meine Freude, d. h. nur an weiblichen; sah ich solche, so beneidete ich die Besitzerin; am liebsten sah ich 2 als weisse Damen allerdings wunderschön verkleidete junge Herren mit sehr schönen Mädchenmasken vor den Gesichtern, und doch hätte ich mich um keinen Preis vor Anderen als Mädchen gezeigt, so fürchte ich mich vor dem Spotte. In der Schule zeigte ich den grössten Fleiss, war stets vorne an; meine Eltern lehrten mich von Kindheit an, dass zuerst die Pflicht komme, und gaben mir auch stets hievon das Beispiel; auch war mir der Besuch der Schule ein Vergnügen, denn die Lehrer waren mild und die älteren Schüler plagten die jüngeren nicht. Nun verliessen wir meine erste Heimath, da der Vater gezwungen war, seinem Beruf zu Liebe sich auf ein Jahr von der Familie zu trennen; wir zogen nach Deutschland. Hier herrschte ein strenger bis roher Ton, theils unter den Lehrern, theils unter den Schülern, und ich wurde wieder wegen meiner Mädchenhaftigkeit verspottet.

Meine Mitschüler gingen soweit, dass sie einem Mädchen, welches genau meine Züge hatte, meinen Namen gaben und mir den ihrigen, so dass ich das Mädchen, mit dem ich mich, als sie verheirathet war, später befreundete, hasste. Meine Mutter fuhr fort, mich zierlich zu kleiden, und dies war mir zuwider, da es mir stets Spott eintrug, so dass ich froh war, als ich endlich ganz richtige Hosen und ganz richtige Männerröcke bekam. Doch kam mit diesen eine neue Plage; sie genirten mich an den Genitalien, besonders wenn das Tuch etwas rauh war, und die Berührung des Schneiders beim Anmessen war mir durch ihren Kitzel, der mich zusammenschaudern machte, ganz unerträglich, besonders an den Genitalien; nun sollte ich turnen und da konnte ich einfach Alles nicht machen oder nur schlecht, was Mädchen nicht auch leicht machen können; beim Baden plagte mich das Schamgefühl des Entblössens, that es aber sehr gerne; ich hatte bis zum 12. Jahre eine grosse Schwäche im Kreuze. Schwimmen lernte ich spät, nachher aber gut, so dass ich grosse Touren machte. Mit 13 Jahren hatte ich Pubes, war etwa 6 Fuss gross, aber im Gesicht ein Weibsbild bis 18 Jahren, wo der Bart stark kam und ich vor der Weiberähnlichkeit Ruhe hatte. Eine mit 12 Jahren erworbene, erst mit 20 Jahren geheilte Inguinalhernie genirte mich sehr, besonders beim Turnen; es kam hiezu vom 12. Jahre an bei langem Sitzen und besonders bei Nachtarbeit, die häufig lang war, ein Jucken, Brennen, Zittern von dem Penis an bis über das Kreuz hinaus, welches Sitzen und Stehen erschwerte und sich durch Erkältung steigerte; ich ahnte aber im Entferntesten nicht, dass dies mit den Genitalien Zusammenhang haben könnte. Da keiner meiner Freunde daran litt, so kam es mir ganz fremd vor und brauchte ich die äusserste Geduld, es zu ertragen, um so mehr, als überhaupt der Unterleib mich oft genirte.

In sexualibus war ich noch ganz unwissend, hatte aber jetzt, so mit 12 bis 13 Jahren, das sichere Gefühl, lieber ein Frauenzimmer sein zu wollen. Ihre Gestalt gefiel mir besser, ihr ruhiges Auftreten, ihr Anstand, aber besonders ihre Kleider behagten mir sehr, hütete mich aber wohl, es merken zu lassen, doch weiss ich gewiss, dass ich das Castrationsmesser nicht gescheut hätte um meinen Zweck zu erreichen. Hätte ich sagen sollen, warum ich lieber in Frauenkleidern stäke, so hätte ich bloss sagen können: es zieht mich eben mit Gewalt hinein; vielleicht kam ich mir auch wegen meiner selten weichen Haut eher wie ein Mädchen vor; diese war nämlich, besonders im Gesicht und an den Händen sehr empfindlich. Bei den Mädchen war ich gerne gesehen; obgleich ich lieber stets unter ihnen gewesen wäre, so verhöhnte ich sie, wo ich konnte, denn ich musste übertreiben, um nicht selbst weibisch zu erscheinen, und beneidete sie im Herzen doch stets; besonders war mein Neid gross, wenn eine Freundin lange Kleider bekam, in Handschuhen und Schleier ging. Als ich mit 15 Jahren eine Reise machte, schlug mir eine junge Dame, bei der ich wohnte, vor, mich als Dame zu maskiren und mit ihr auszugehen; ich ging aber, da sie nicht allein war, nicht darauf ein, so gerne ich es gethan hätte. So wenig Umstände machte man mit mir; gerne sah ich auf jener Reise, dass die Knaben in einer Stadt Blousen mit kurzen Aermeln und nackten Armen trugen. Eine ganz geputzte Dame erschien mir wie eine Göttin, berührte mich ihre Glacéhand, so war ich glücklich und neidisch, und wäre eben zu gerne an ihrer Stelle in den schönen Sachen und der zierlichen Gestalt gesteckt. Nichtsdestoweniger studirte ich sehr fleissig, machte Realschule und Gymnasium in 9 Jahren durch, legte eine gute Maturitätsprüfung ab. Ich erinnere mich, mit 15 Jahren das erste Mal zu einem Freunde den Wunsch geäussert zu haben, ein Mädchen zu sein; auf seine Frage nach dem Grunde konnte ich keine Antwort geben. Im 17. Jahre war ich in lockere Gesellschaft gekommen, ich trank viel Bier, rauchte und suchte mit Kellnerinnen zu scherzen; diese verkehrten gerne mit mir, aber man behandelte mich stets, als ob ich auch Röcke trüge. Die Tanzstunde konnte ich nicht besuchen, es trieb mich hinaus; hätte ich als Maske hingehen können, dann wäre es anders gewesen. Meine Freunde liebte ich zärtlich, nur einen hasste ich, der mich zur Onanie verleitet hatte. Pfui über jenen Tag, der mir für mein Lebenlang geschadet hat; ich trieb sie ziemlich stark, kam mir aber dabei wie ein doppelter Mensch vor; ich kann das Gefühl nicht beschreiben; ich glaube, es war männlich, aber mit weiblichem gemischt. An ein Mädchen konnte ich nicht ankommen, ich fürchtete dieselben und doch waren sie mir nicht fremd; sie imponirten mir aber doch mehr als meinesgleichen, ich beneidete sie, ich hätte auf alle Freuden verzichtet, wenn ich hätte nach der Klasse zu Hause als Mädchen sein dürfen, und wenn ich vollends so hätte ausgehen dürfen; eine Crinoline, eine knapper Handschuh war eben mein Ideal.

Ich empfand bei jedem Damenanzuge, den ich sah, wie ich mich darin fühlen würde, nämlich als Dame; eine Sehnsucht nach Männern hatte ich nicht.

Ich erinnere mich zwar, mit ziemlicher Zärtlichkeit an einem bildschönen Freunde mit Mädchengesicht und dunklen Locken gehangen zu haben, glaube aber nur den Wunsch gehabt zu haben, dass wir beide Mädchen sein möchten.

Auf der Hochschule gelangte ich endlich einmal zum Coitus, hatte aber kein wesentlich anderes Gefühl, als dass ich lieber unten gelegen wäre und meinen Penis gerne mit dem Cunnus vertauscht hätte. Das Mädchen musste auch zu seinem Erstaunen mich wie ein Mädchen behandeln, auf was sie gerne einging und mich aber auch behandelte, als wäre ich nun sie (sie war noch ziemlich dumm und verspottete mich deshalb nicht).

Als Student war ich zur Zeit wild, fühlte aber stets, dass ich diese Wildheit nur mehr als Maske vornahm; ich trank, schlug mich, konnte aber wieder nicht Tanzunterricht nehmen, weil ich mich zu verrathen fürchtete. Meine Freundschaften waren innig, aber ohne Nebengedanken; am meisten freute es mich, wenn ein Freund sich als Dame maskirte oder wenn ich die Toiletten der Damen auf einem Balle mustern konnte; ich hatte alles Verständniss dafür und fing auch allmählig an zu fühlen wie ein Frauenzimmer.

Wegen unglücklicher Verhältnisse machte ich zwei Selbstmordversuche;

ohne Grund schlief ich einmal 14 Tage nicht, hatte viel Hallucinationen (Gesicht und Gehör zugleich), verkehrte mit Verstorbenen und Lebenden zugleich, was mir bis heute geblieben ist.

Auch eine Freundin hatte ich, die meine Liebhaberei kannte, meine Handschuhe anzog, aber mich eben auch nur als Mädchen gelten liess. So verstand ich die Weiber besser, als ein anderer Mann, und wie sie das heraus hatten, so wurde ich eben wieder more feminarum behandelt, als hätte man eine Freundin getroffen. Ich konnte es im Ganzen auch nicht ausstehen, wenn gezotet wurde, und that es eigentlich auch nur Bramarbasirens halber, wenn es geschah. Den anfänglichen Ekel gegen Gestank und Blut legte ich bald ab bis zum Gegentheile, einzelne Gegenstände jedoch konnte ich nie sehen ohne Ekel. Nur das Eine fehlte mir stets, dass ich über mich stets im Unklaren war; ich wusste, dass ich weibliche Neigungen habe, glaubte aber doch ein Mann zu sein, doch zweifle ich, ob ich ausser den Coitusversuchen, die mir nie Vergnügen machten (was ich der Onanie zuschrieb), je einmal ein Weib bewunderte, ohne den Wunsch, dasselbe zu sein, oder mich zu fragen, ob ich es sein möchte oder in seinem Putze auftreten möchte. In der Geburtshilfe, welche zu lernen mir sehr schwer wurde (ich schämte mich für die aufliegenden Mädchen und hatte Mitleid mit ihnen), habe ich bis zum heutigen Tag ein Gefühl des Schreckens zu überwinden; ja es kam mir schon vor, dass ich die Traktionen mitzufühlen vermeinte. An mehreren Stellen mit Erfolg als Hilfsarzt verwendet, machte ich einen Feldzug mit als Arzt. Das Reiten, welches mir schon als Student peinlich war, weil die Genitalien dabei mehr weibliche Gefühle vermittelten, fiel mir schwer (nach Frauenart wäre es leichter gegangen).

Immer noch glaubte ich, ein Mann mit undeutlichen Gefühlen zu sein, und immer, wenn ich mit Damen zusammenkam, wurde ich bald eben wieder als uniformirte Dame behandelt (wäre, als ich das erste Mal die Uniform trug, viel lieber in ein Damenkostüm mit Schleier geschlüpft; es war mir ein störendes Gefühl, wenn man auf den stattlichen Uniformirten schaute). In der Privatpraxis hatte ich in allen 3 Hauptbranchen Glück, dann machte ich nochmals einen Feldzug mit; in diesem kam mir meine Natur zu gute, da ich glaube, dass seit dem ersten Esel auf der Welt kein Grauthier so viel Geduld an den Tag zu legen hatte, als ich. Dekorationen blieben nicht aus, doch liessen sie mich kalt.

So schlug ich mich durch das Leben, so gut es ging, nie zufrieden mit mir, voller Weltschmerz, zwischen Sentimentalität oder Wildheit, die zwar meist affektirt war, schwankend.

Ganz eigenthümlich ging es mir als Heirathskandidat. Am liebsten hätte ich gar nicht geheirathet, aber Familienverhältnisse und Praxis zwangen mich dazu. Ich heirathete eine energische, liebenswürdige Dame aus einer Familie, wo Weiberherrschaft blühte. Ich war in sie verliebt, so gut es unser einer sein kann, d. h. was er liebt, liebt er mit ganzem Herzen und geht in ihm auf, wenn er auch nicht so stürmisch erscheint, wie ein ganzer und ächter Mann; er liebt seine Braut mit aller weiblichen Tiefe, fast wie einen Bräutigam, nur gestand ich mir diese Seite nicht ein, weil ich immer noch glaubte, nur ein verstimmter Mann zu sein, der durch die Ehe wohl ganz zu sich selber kommen und sich finden werde. Aber schon in der Hochzeitsnacht fühlte ich, dass ich nur als männlich gestaltetes Weib fungirte, ich wäre unten an meinem Platze gewesen. Wir lebten im ganzen zufrieden und glücklich, blieben ein paar Jahre kinderlos. Nach einer schweren Schwangerschaft, während welcher ich in Feindesland zu Tode lag, kam auf eine schwere Geburt der erste Knabe, dem eine melancholische Natur bis heute noch anhängt, der heute noch schwermüthig ist; dann ein zweiter, welcher ganz ruhig ist, ein dritter voller Streiche, ein vierter, ein fünfter; allein sämmtliche haben schon Anlage zur Neurasthenie. Da ich mich nie an meinem Platze fühlte, so ging ich viel in lustige Gesellschaft, arbeitete aber immer, was des Menschen Kraft vermochte, studirte, operirte, experimentirte mit vielen Arzneimitteln und Curmethoden, auch stets an mir selber. In der Ehe überliess ich meiner Frau das Regiment im Hause, da sie das Haushalten sehr gut versteht. Meine Pflichten als Ehemann verrichtete ich so gut, als es giug, aber ohne Befriedigung für mich; vom ersten Coitus bis heute ist mir die männliche Stellung dabei zuwider und zu schwer gewesen. Ich hätte viel lieber die andere Rolle gehabt. Musste ich meine Frau entbinden, so brach es mir beinahe das Herz, da ich ihre Schmerzen zu würdigen wusste. So lebten wir lange zusammen, bis schwere Gichterkrankung mich in verschiedene Bäder trieb und mich neurasthenisch machte. Zugleich wurde ich so anämisch, dass ich alle paar Monate eine Zeitlang Eisen nehmen musste, andernfalls war ich wie chlorotisch oder hysterisch, oder beides zusammen. Stenocardie plagte mich oft, dann kamen halbseitige Krämpfe in Kinn, Nase, Hals, Kehlkopf, Hemikranie, Zwerchfell- und Brustmuskelkrampf; etwa 3 Jahre lang dauerndes Gefühl, als wenn die Prostata vergrössert wäre, ein Expulsionsgefühl, wie wenn ich etwas gebären sollte, Schmerzen in der Hüfte, perennirendes Kreuzweh u. dergl.; doch wehrte ich mich mit der Wuth der Verzweiflung gegen diese mir weibisch oder weiblich imponirenden Beschwerden, bis vor 3 Jahren ein ganz heftiger Anfall von Arthritis mich vollständig brach.

Noch ehe dieser furchtbare Gichtanfall eintrat, habe ich in der Verzweiflung, um die Gicht zu tilgen, heisse Bäder, der Körperwärme so nahe als möglich genommen. Da geschah es einmal, dass ich mich plötzlich verändert und dem Tode nahe fühlte; ich sprang mit der letzten Kraft aus der Therme heraus, hatte mich aber ganz als Weib mit Libido gefühlt. Ferner zur Zeit, als das Ext. canuabis ind. aufkam und sogar gepriesen wurde, nahm ich aus Angst vor meinem drohenden Gichtanfalle (und von Gleichgültigkeit gegen das Leben gepeinigt) etwa die 3—4fach gebräuchliche Dosis von Ext. caunabis ind. und machte eine Haschischvergiftung auf Leben und Sterben durch. Lachkrampf, Gefühl von unerhörter Körperkraft und Schnelligkeit, eigenartiges Gefühl im Gehirn und Augen, Milliarden von Funken vom Gehirne aus die Haut durchzuckend stellten sich ein, doch konnte ich mich noch zum Sprechen zwingen; allein auf einmal sah ich mich von den Zehen bis zur Brust als Weib, fühlte, wie früher in der Therme, dass die Genitalien eingestülpt wurden, das Becken sich erweiterte, die Brüste herausschossen, eine unsägliche Wollust sich meiner bemächtigte. Da schloss ich die Augen, so dass ich wenigstens das Gesicht nicht verändert sah. Mein Arzt hatte dabei das Aussehen, als hätte er eine Riesenkartoffel statt des Kopfes, meine Frau hatte den Vollmond auf dem Rumpfe. Und dennoch war ich stark genug, als beide das Zimmer auf kurze Zeit verliessen, in mein Notizbuch einen kurzen letzten Willen einzutragen.

Aber wer beschreibt meinen Schrecken, als ich am anderen Morgen, mich vollständig zum Weibe verwandelt fühlend, erwachte und beim Gehen und Stehen eine Vulva nnd Brüste fühlte.

Als ich endlich aus dem Bette mich erhob, fühlte ich, dass mit mir eine ganze Umwälzung vorgegangen sei. Schon während der Krankheit sagte ein Besuch: für einen Mann ist er so geduldig, und machte mir einen blühenden Blumenstock zum Geschenk, was mich befremdete, aber doch freute! Von nun an war ich geduldig, wollte nichts mehr im Sturme thun, wurde aber zäh wie eine Katze, dabei aber mild, versöhnlich, nicht mehr nachträglich, kurz wie ein Weib dem Gemüthe nach. Während der letzten Krankheit hatte ich viele Gesichts- und Gehörshallucinationen, sprach mit den Todten etc., sah und hörte Spiritus familiares, fühlte mich als eine doppelte Person, doch merkte ich auf dem Krankenlager selber noch nicht, dass der Mann in mir erloschen war. Meine Gemüthsveränderung war ein Glück, da mich ein Schlag traf, der mich bei meiner früheren Stimmung auf den Tod getroffen hätte, den ich aber jetzt mit Ergebung hinnahm, so dass ich mich selbst nicht mehr erkannte. Da ich die Erscheinungen der Neurasthenie noch oft mit Gicht verwechselte, so gebrauchte ich noch viele Bäder, bis ein Hautjucken mit der Empfindung der Krätze durch eine Therme so zunahm statt abzunehmen, dass ich alle äusserliche Therapie aufgab (ich wurde immer anämischer durch die Bäder) und mich abhärtete, so gut es ging. Aber das weibliche Zwangsgefühl blieb und wurde so stark, dass ich nur die Maske des Mannes trage, sonst aber mich in jeder Beziehung als vollkommenes Weib nach allen Theilen fühle und von der alten Zeit zur Zeit die Erinnerung verloren habe.

Was die Gicht noch etwa übrig gelassen hatte, ruinirte die Influenza vollends.

S t a t u s p r a e s e n s: Ich bin gross, Haarboden gelichtet, Bart wird grau. meine Haltung fängt an gebückt zu werden; habe seit der Influenza etwa ein Viertel der rohen Kraft verloren. Gesicht sieht in Folge eines Klappenfehlers etwas geröthet aus; Vollbart; chronische Conjunctivitis; mehr muskulös als fett; linker Fuss scheint varicose Venen zu bekommen, schläft öfters ein, ist noch nicht sichtbar verdickt, aber scheint es zu werden.

Die Mammillagegend hebt sich trotz Kleinheit deutlich ab. Der Bauch hat die Form eines weiblichen Bauches, Füsse nach Frauenart gestellt, Waden etc. wie diese; mit den Armen ist es gerade so und mit den Händen. Kann Frauenstrümpfe und Handschuhe $7^3/_4$—$7^1/_2$ tragen; ebenso trage ich ohne Beschwerde ein Corsett. Gewicht wechselt zwischen 168—184 Pfund. Urin ohne Eiweiss, ohne Zucker, enthält über die Norm Harnsäure; secernirt er aber nicht viel Harnsäure, so ist er hell, fast wasserhell nach jeder Aufregung irgend einer Art. Stuhl meist regelmässig, ist er es aber nicht, so kommen alle weiblichen Beschwerden der Obstipation. Schlaf schlecht, oft viele Wochen lang nur 2—3 Stunden lang. Appetit ziemlich gut, doch im Ganzen erträgt der Magen nicht mehr, als der einer starken Frau und reagirt gegen scharfe Speisen sofort durch Hautausschlag und Brennen in der Harnröhre. Haut ist weiss, im Ganzen fühlt sie sich sehr glatt an; unerträgliches Jucken in derselben seit 2 Jahren, hat in den letzten Wochen abgenommen, zeigt sich nur noch mehr in der Kniekehle und am Scrotum.

Neigung zu Schweiss; Ausdünstung früher so gut wie nicht vorhanden. macht jetzt alle hässlichen Nuancen der weiblichen Ausdünstung, besonders am

Unterleibe durch, so dass ich mich noch reinlicher halten muss als eine Frau. (Parfümire das Taschentuch, benütze parfümirte Seifen und Eau de Cologne.)

Allgemeingefühl: Ich fühle mich als Frauenzimmer in Mannesgestalt; wenn ich auch manchmal noch die Form des Mannes fühle, so fühlt das betreffende Glied dennoch weiblich, so z. B. der Penis als Clitoris; die Urethra als Urethra und Scheideneingang, sie fühlt stets etwas nass, auch wenn sie noch so trocken ist; das Scrotum als Labia majora; kurz ich fühle eben stets eine Vulva und was das zu bedeuten hat, weiss nur, wer selber so fühlt oder gefühlt hat. Aber die ganze Haut am ganzen Körper fühlt weiblich, nimmt alle Eindrücke, seien es solche des Tastens, der Wärme oder feindselige als Weib auf und habe ich die Empfindungen eines solchen; mit blossen Händen kann ich nicht gehen, da Hitze und Kälte mich gleich sehr peinigen; wenn die Zeit, wo es uns Herren gestattet ist, den Sonnenschirm zu tragen, vorüber ist, so habe ich sehr grosse Pein in meiner Gesichtshaut zu leiden, bis wieder der Sonnenschirm gebraucht werden darf. Erwache ich Morgens, so dämmert es in mir einige Augenblicke, es ist, als ob ich mich selber suche, dann erwacht das Zwangsgefühl, Weib zu sein; icb fühle das Gefühl der Vulva (resp. dass eine solche da ist), und begrüsse den Tag mit einem stillen oder lauten Seufzer, denn ich habe schon wieder Angst vor dem jetzt kommenden Theaterspielen den ganzen Tag. Es ist keine Kleinigkeit, sich als Weib fühlen und als Mann handeln müssen. Alles musste ich wie neu lernen; die Messer, die Apparate, Alles fühlte sich seit 3 Jahren ganz anders an, und bei dem geänderten Muskelgefühl musste ich Alles neu lernen. Es ist auch gelungen, nur die Führung der Säge und des Knochenmeissels macht mir noch zu schaffen; es ist beinahe, als ob die rohe Kraft nicht ganz ausreichte. Dagegen habe ich mehr Gefühl bei der Arbeit mit dem scharfen Löffel in den Weichtheilen; widerwärtig ist es, dass ich bei Untersuchung von Damen oft ihre Gefühle mitfühle, was dieselben zwar nicht befremdet. Am allerwiderwärtigsten fühle ich eine Kindsbewegung mit; eine Zeitlang, mehrere Monate, quälte mich das Gedankenlesen bei beiden Geschlechtern, gegen welches ich jetzt noch anzukämpfen habe; bei Weibern ertrage ich es noch eher, bei Männern ist es mir zuwider. Vor 3 Jahren habe ich noch nicht bewusst die Welt mit Weiberaugen angesehen; es kam diese Aenderung im Rapport des Opticus zum Gehirn unter heftigem Kopfweh fast plötzlich. Ich war bei einer geschlechtlich verkehrt fühlenden Dame, da sah ich sie plötzlich so verändert, als ich mich jetzt fühle, nämlich sie als Mann und fühlte mich Weib ihr gegenüber, dass ich mit schlecht verhohlenem Aerger sie verliess; dieselbe war damals sich noch nicht klar geworden über ihren Zustand.

Seither machen alle Sinne ihre Wahrnehmung in weiblicher Form und ebenso ibren Rapport. Dem Cerebralsystem schloss sich fast unmittelbar das vegetative an, so dass alle Beschwerden sich in weiblicher Weise äusserten; die Empfindlichkeit aller Nerven, besonders des Acusticus, Olfactorius oder Trigeminus steigerten sich zur Nervosität; klappt nur ein Fenster, so fahre ich zusammen, d. h. innerlich, der Mann darf ja nicht; ist eine Speise nicht absolut frisch, so habe ich Cadavergeruch in der Nase. Dem Trigeminus hätte ich nie zugetraut, dass so launenhaft die Schmerzen von einem Ast auf den andern überspringen, von einem Zahne ins Auge.

Doch ertrage ich seit meiner Aenderung Zahnweh und Migräne leichter, habe auch weniger Angstgefühl bei Stenocardie. Eine eigenthümliche Beobachtung scheint es mir, dass ich mich als ein ängstliches schwächeres Wesen fühle, bei drohenden Gefahren aber viel mehr Kaltblütigkeit und Ruhe besitze, ebenso bei sehr schweren Operationen. Der Magen rächt den leisesten (gegen die Diät einer Frau) begangenen Fehler unnachsichtlich in Weiberart, sei es durch Ructus oder sonstige Beschwerden, besonders einen Alkoholmissbrauch; der Kater des sich Weib fühlenden Mannes ist viel infamer, als der colossalste akademische Katzenjammer; es kommt mir beinahe vor, als ob man als Weib fühlend ganz unter der Herrschaft des vegetativen Systems stehe.

So klein meine Brustwarzen sind, so wollen sie Platz und fühle ich sie als Mammae, wie zwar auch schon in Pubertätsjahren die Warzen schwollen und schmerzten; deshalb genirt mich jedes weisse Hemd, die Weste, der Rock. Vom Becken habe ich das Gefühl, als ob es ein weibliches sei, dito von After und Nates; störend war im Beginn mir das Weiblichkeitsgefühl des Bauches, welcher in keine Hosen will und stets das Gefühl der Weiblichkeit hervorbringt oder besitzt. Auch habe ich das Zwangsgefühl einer Taille. Es ist mir, wie wenn ich, einer eigenen Haut beraubt, in eine Weiberhaut gesteckt wäre, die sich an Alles genau anpasst, aber Alles fühlt, wie wenn sie ein Weib umgäbe, und dessen Gefühle durch den ganzen eingeschlossenen Manneskörper strömen liesse, und die männlichen exmittirt hätte. Die Hoden sind, wenn auch nicht atrophisch oder degenerirt, doch keine Hoden mehr und machen mir oft Schmerzen mit dem Eindrucke, als ob sie in den Bauch hineingehörten und festsitzen sollten; die Beweglichkeit derselben peinigt mich oft.

Alle 4 Wochen, zur Vollmondszeit, habe ich 5 Tage lang alle Molimina wie eine Frau, körperlich und geistig, nur dass ich nicht blute, während ich das Gefühl von Abgang von Flüssigkeit, ein Gefühl von Geschwollensein der Genitalien und des Unterleibes (innen) habe; eine sehr angenehme Zeit, besonders wenn nachher und später ein paar Tage lang in der Zwischenzeit das physiologische Gefühl der Begattungsbedürftigkeit kommt mit seiner ganzen, das Weib durchdringenden Kraft; der ganze Körper ist dann von diesem Gefühle voll, wie ein eingetauchtes Zuckerstück voll Wasser gesogen ist oder so voll als wie nasser Schwamm; da heisst es: zuerst liebebedürftiges Weib, dann erst Mensch, und zwar ist das Bedürfniss, wie mir scheint, mehr ein Sehnen nach Empfängniss als nach Coitus. Der immense Naturtrieb oder die weibliche Geilheit lässt aber das Schamgefühl zurücktreten, so dass indirekt der Coitus gewünscht wird. Männlich habe ich den Coitus höchstens dreimal im Leben gefühlt, wenn es überhaupt so war, gleichgültig in allen sonstigen Fällen; in den letzten 3 Jahren aber fühle ich ihn deutlich passiv als Frauenzimmer, sogar manchmal mit weiblichem Ejaculationsgefühl; stets fühle ich mich begattet und ermüdet wie ein Weib, oft auch unwohl darauf, wie es einem Manne niemals zu Muthe ist. Einige Male verursachte er mir einen so grossen Genuss, dass ich denselben mit Nichts vergleichen kann, es ist einfach das wonnigste, gewaltigste Gefühl auf Erden, um welches Alles geopfert werden kann, in diesem Augenblicke ist das Weib bloss Vulva, welche die ganze Person verschlungen hat.

Das Gefühl, Weib zu sein, habe ich seit 3 Jahren keinen Augenblick verloren, es ist mir dieses jetzt durch die Gewöhnung nicht mehr so peinlich, obgleich ich mich seitdem minderwerthig fühle, denn sich Weib zu fühlen ohne Genussverlangen, ist auch für einen Mann zum Aushalten; aber wenn Bedürfnisse kommen! Dann hört die Gemüthlichkeit auf; das Brennen, die Wärme, das Turgorgefühl der Genitalien (bei nicht erigirtem Penis, die Genitalien fallen wie aus der Rolle). Ein bei starkem Drange auftretendes Gefühl von Ansaugen in der Vagina und Vulva ist geradezu schrecklich, eine Höllenpein der Wollust, aber kaum auszuhalten. Bin ich dann in der Lage, einen Coitus auszuführen, so ist es besser, aber er bewirkt wegen mangelnder Empfängniss keine vollständige Befriedigung, das Gefühl der Sterilität stellt sich ein mit seinem ganzen beschämenden Drucke, nebst dem Gefühle der passiven Begattung, des verletzten Schamgefühles; man kommt sich fast wie eine Lustdirne vor. Der Verstand hilft nichts dagegen, das Zwangsgefühl der Weiblichkeit beherrscht und bezwingt Alles. Wie schwer man in solchen Zeiten beruflich arbeitet, ist leicht zu ermessen; doch dazu kann man sich zwingen. Freilich ist es beinahe nicht möglich, zu sitzen, zu gehen, zu liegen, wenigstens kann man von diesen drei Zuständen keinen lange aushalten, dazu die stete Berührung der Hosen etc., es ist unausstehlich.

Die Ehe macht dann, ausser dem Moment des Coitus, wo der Mann sich begattet fühlen muss, noch den Eindruck des Zusammenlebens zweier Weiber, von denen eines sich als Mann nur maskirt betrachtet. Bleiben diese periodischen Molimina einmal aus, so kommen die Gefühle der Gravidität oder der sexuellen Uebersättigung, die der Mann sonst nicht kennt, die aber den ganzen Menschen geradeso in Beschlag nehmen, wie das Weiblichkeitsgefühl, nur dass sie specifisch widerwärtig sind, so dass man gerne die regelmässigen Molimina wieder sich gefallen lässt. Wenn erotische Träume oder Vorstellungen kommen, so sieht man sich in der Form, welche man als Weib hätte, und sieht erigirte Glieder, die sich präsentiren; es wäre, da auch der After weiblich fühlt, gar nicht schwer, zum Kinäden zu werden, nur das positive religiöse Verbot hindert daran, alle anderen Rücksichten würden hinfällig werden.

Da solche Zustände wohl Jedem widerwärtig sein werden, so ist eine Sehnsucht vorhanden, geschlechtslos zu sein oder sich machen zu dürfen. Wenn ich ledig wäre, so hätte ich längst Hoden und Scrotum sammt Penis den Abschied gegeben.

Was hilft das höchste weibliche Genussgefühl, wenn man doch nicht concipirt? Was nützen die Regungen weiblicher Liebe, wenn man zur Befriedigung wieder eine Frau hat? wenn auch die Begattung sie uns als Mann empfinden lässt. Wie entsetzlich beschämend ist die weibliche Ausdünstung! Wie erniedrigt den Mann das Gefühl der Freude an Kleidern und Schmuck! Er möchte selbst in der umgewandelten Form, selbst wenn er des männlichen Geschlechtsgefühles sich nicht mehr erinnern kann, eben doch nicht sich als Weib fühlen müssen; er weiss noch ganz gut, dass er früher nicht stets geschlechtlich fühlte, dass er auch ein blosser Mensch war, unbeeinflusst vom Geschlecht! Jetzt auf einmal soll er stets seine bisherige Individualität nur als Maske empfinden, stets sich als Weib fühlen, eine Abwechslung nur haben, wenn er alle 4 Wochen seine periodischen Beschwerden und zwischen hinein seine weibliche nicht zu befriedigende Geilheitszeit hat? Wenn er erwachen darf, ohne sofort sich als Weib fühlen zu müssen? Zuletzt sehnt er sich nach einem Augenblick, wo er seine Maske lüften könnte, der Augenblick kommt nicht! Erleichterung des Elendes kann er nur finden, wenn er ein Stück Weiblichkeit, Schmuck, ein Unterkleid etc. anziehen kann, denn als Weib darf er ja doch nicht gehen; alle seine Berufspflichten mit dem Gefühle einer als Herr kostümirten Schauspielerin erfüllen zu müssen und kein Ende abzusehen, ist keine Kleinigkeit. Die Religion allein schützt vor grobem Lapsus, hindert aber das Peinliche nicht, wenn die Versuchung an das weiblich fühlende Individuum so herantritt, wie an ein wirkliches Weib und so gefühlt und durchgemacht werden muss! Wenn ein angesehener Mann, der im Publikum ein seltenes Vertrauen geniesst und eine Autorität besitzt, sich mit seiner wenn auch imaginären Vulva herumschlagen muss; wenn man von schwerem Tagewerke herkommt und ist genöthigt, die Toilette der nächstbesten Dame zu mustern, mit Weiberaugen zu kritisiren, aus ihrem Gesichte ihre Gedanken abzulesen, wenn ein Modejournal (das hatte ich schon als Kind) das gleiche Interesse einflösst, wie ein wissenschaftliches. Werk? Wenn man seinen Zustand vor seiner Gattin, deren Gedanken man, sobald man sich Weib fühlt, abliest vom Gesichte, verbergen muss, während ihr doch klar wird, dass man sich an Leib und Seele geändert hat. Die Qualen, welche die zu überwindende weibliche Weichlichkeit verursacht! Es gelingt zwar manchmal, wenn man in Urlaub allein ist, einige Zeit mehr als Frau zu leben, z. B. weibliche Kleider etc., besonders bei der Nacht zu tragen, die Handschuhe fast stets anzubehalten, einen Schleier oder eine Maske im Zimmer vorzunehmen, dass man dann vor der übermässigen Libido Ruhe hat, aber die einmal eingedrungene Weiblichkeit verlangt gebieterisch, dass sie anerkannt werde; sie begnügt sich oft mit einer bescheidenen Concession, des Umnehmens eines Armreifes hinter der Manchette z. B., aber eine Concession in irgend welcher Art verlangt sie gebieterisch. Das einzige Glück ist nur das, dass man sich ohne Scham weiblich costümirt sehen kann, ja dass man, wenn das Gesicht verschleiert oder maskirt ist, sich lieber so sieht und sich natürlich vorkommt; man hat dann, wie jede andere Modegans, den Geschmack der laufenden Mode, so sehr wird und ist man umgewandelt! Bis man sich an den Gedanken gewöhnt hat, selbständig nur als Weib zu fühlen nud die frühere Denkweise gewissermassen nur aus der Erinnerung zum Vergleiche herzuholen, und dann als Mann sich zu äussern, gehört lange Zeit und unsägliche Ueberwindung.

Trotzdem wird es noch vorkommen, dass man sich auf einer weiblichen Gefühlsäusserung ertappt, sei es in sexualibus, dass man sagt: man fühlt so und so, was aber ein Nichtweib nicht wissen kann, oder dass man zufällig verräth, dass Einem die weibliche Kleidung gang und gäbe ist. Vor Frauen allein macht dies nichts aus, da sich eine Frau in erster Linie geschmeichelt fühlt, wenn man von ihren Sachen etwas versteht, nur darf es nicht vor der eigenen Frau passiren! Wie erschrak ich einmal, als meine Frau einer Freundin sagte, dass ich für Damenartikel einen sehr feinen Geschmack besitze! Wie war eine hochmüthige Modedame überrascht, als ich ihr, die im Begriffe war, ihr Töchterchen ganz falsch zu erziehen, alle weiblichen Gefühle schriftlich und mündlich darlegte (ich log ihr zwar vor, ich hätte mein Wissen aus Briefen geschöpft); aber ebenso gross ist ihr Zutrauen jetzt, und das Kind, auf dem Wege verrückt zu werden, ist vernünftig geblieben und ist fröhlich. Es hatte nämlich alle Regungen der Weiblichkeit als Sünden gebeichtet, jetzt weiss es, was es als Mädchen ertragen und durch Willen und Religion beherrschen muss, und fühlt sich als Mensch. Die beiden Damen würden herzlich lachen, wenn sie wüssten, dass ich nur aus eigener trauriger Erfahrung geschöpft habe. Beifügen muss ich noch, dass ich seither ein viel feineres Temperaturgefühl habe, dazu aber noch ein mir vorher unbekanntes Gefühl für die Elasticität der Haut, für Spannung der Gedärme etc. bei Patienten, dass aber bei Operationen und Sektionen feindliche Flüssigkeiten meine (unverletzte) Haut leichter durchdringen. Jede Sektion macht mir Schmerzen, jede Untersuchung einer Dirne oder einer Frau mit Fluor, Krebsgeruch u. dergl. berührt mich geradezu feindlich. Ueberhaupt stehe ich jetzt stark unter dem Einflusse von Antipathie und Sympathie, vom Farbensinne an bis zur Beurtheilung einer ganzen Person. Frauen sehen einander die sexuelle derzeitige Stimmung gewöhnlich an, deshalb trägt eine Dame den Schleier, wenn sie ihn auch nicht stets vornimmt, und parfümirt sich gewöhnlich, wenn es auch nur Taschentuch oder Handschuhe sind, denn ihre Geruchsempfindung ihrem Geschlechte gegenüber ist enorm; überhaupt wirken Gerüche auf einen weiblichen Organismus ganz unglaublich ein; so z. B. beruhigt mich Veilchen und Rose, andere Gerüche ekeln mich, mit Jlang könnte ich es vor geschlechtlicher Erregtheit nicht aushalten. Berührung einer Frau erscheint mir homogen, Coitus mit der Frau erscheint mir dadurch möglich, dass sie etwas männlicher ist, eine feste Haut besitzt, und doch ist es mehr ein Amor lesbicus.

Zudem fühle ich mich stets passiv. Wenn ich oft Nachts vor Aufregung nicht schlafen kann, geht es endlich, wenn ich die Beine auseinanderhalte wie ein Weib beim Akte, oder auf eine Seite mich lege, nur darf dann kein Arm oder kein Bettstück die Mamma berühren, sonst ist es mit dem Schlafe wieder aus; auch der Bauch will nicht gedrückt sein. In Frauenhemd und Bettjacke schlafe ich am besten, und dann noch mit Handschuhen, denn es friert mich leicht an den Händen; in weiblichen Unterhosen und Unterröcken behagt es mir auch, weil sie die Genitalien nicht berühren. Am liebsten waren mir Frauenkleider zur Crinolinenzeit. Frauenkleider geniren den weiblich fühlenden Menschen nicht, da er sie, wie jedes Weib, als zu seiner Person gehörend, fühlt, nicht als fremde Gegenstände.

Mein liebster Verkehr ist eine an Neurasthenie leidende Dame, welche seit dem letzten Wochenbette männlich fühlt, sich aber, seit ich ihr diese Gefühle gedeutet habe, so gut als möglich darein schickt, coitu abstinet, was ich als Mann eben nicht thun darf: diese hilft mir durch ihr Beispiel meinen Zustand tragen. Sie hat die Frauengefühle noch klarer in Erinnerung und hat mir schon manchen guten Rath gegeben. Wäre sie ein Mann und ich ein junges Mädchen, diese würde ich zu erwerben suchen, von dieser würde ich mir des Weibes Schicksal gefallen lassen. Aber ihre jetzige Photographie ist ganz anders als die früheren; sie ist ein höchst elegant costümirter Herr trotz Busen etc. und Frisur; sie spricht aber auch kurz und bündig, und hat an Allem, was mir Spass macht, keine Freude mehr; sie hat eine Art von Weltschmerz, trägt aber ihr Schicksal mit Ergebung und Würde, findet ihren Trost nur in Religion und Pflichterfüllung, geht zur Zeit der Menses fast zu Grunde; sie liebt Frauengesellschaft und Frauengespräche nicht mehr, ebenso keine Süssigkeiten.

Ein Jugendfreund fühlt seit erster Zeit des Lebens nur als Mädchen, hat aber Zuneigung zum männlichen Geschlechte; seine Schwester hatte es umgekehrt, und als der Uterus doch sein Recht verlangte und sie sich als liebendes Weib sah, trotz ihrer Männlichkeit, machte sie es kurz und entleibte sich durch Ertränken.

Was ich als Hauptveränderungen an mir seit der vollständigen Effeminatio beobachtet, ist:

1. das stete Gefühl, Weib zu sein vom Scheitel bis zur Zehe,
2. das stete Gefühl, weibliche Genitalien zu besitzen,
3. die Periodicität der vierwöchentlichen Molimina,
4. regelmässig eintretende weibliche Begierlichkeit, aber ohne Lust zu einem bestimmten Mann,
5. beim Coitus weibliches passives Gefühl,
6. nachher das Gefühl der futuirten Partei,
7. bei Bildern von Coitus das weibliche Gefühl,
8. beim Anblick von Frauenzimmern das Gefühl der Zusammengehörigkeit und das weibliche Interesse daran,
9. beim Anblicke von Herren das weibliche Interesse daran,
10. beim Anblicke von Kindern dasselbe,
11. das veränderte Gemüth, die viel grössere Geduld,
12. die endlich gelungene Ergebung in mein Schicksal, was ich zwar nur der positiven Religion verdanke, sonst hätte ich mich längst entleibt.

Denn Mann zu sein und fühlen zu müssen: chaque femme est futuée ou elle désire d'être, ist kaum erträglich.

Vorstehende für die Wissenschaft höchst werthvolle Autobiographie war von folgendem nicht minder interessanten Briefe begleitet:

E. W. habe ich zunächst um Verzeihung zu bitten wegen der Belästigung durch meine Zuschrift; — ich hatte allen Halt verloren und betrachtete mich nur mehr als ein Scheusal, vor dem mir selber ekelte; da gewann ich durch Ihre Schriften wieder Muth und beschloss, der Sache auf den Grund zu gehen und einen Rückblick auf mein Leben zu werfen, falle das Resultat aus, wie es immer wolle. Nun kam es mir aber als Pflicht der Dankbarkeit vor, E. W. das Resultat meiner Erinnerung und Beobachtung mitzutheilen, da ich einen ganz analogen Fall nicht bei Ihnen verzeichnet fand; endlich dachte ich auch, es interessire Sie vielleicht, aus einer ärztlichen Feder zu erfahren, wie solch ein missrathenes menschliches oder männliches Individuum unter dem Drucke des Zwangsgefühles, Weib zu sein, denkt und fühlt.

Es stimmt nicht Alles, aber zu mehr Reflexion habe ich die Kraft nicht mehr, und mag mich nicht mehr hineinvertiefen; Manches ist wiederholt, aber doch bitte ich zu bedenken, dass jede Maske aus der Rolle fallen kann, besonders wenn die Verkleidung nicht freiwillig getragen wird, sondern aufoktroyirt ist.

Ich hoffe nach der Lektüre Ihrer Schriften, dass ich, wenn ich meine Standespflichten als Arzt, Bürger, Vater und Ehemann erfülle, mich doch zu den Menschen rechnen darf, welche nicht bloss Verachtung verdienen.

Endlich wollte ich E. W. das Resultat meiner Erinnerung und meines Nachdenkens vorlegen, um zu beweisen, dass man auch mit weiblichem Fühlen und Denken Arzt sein kann; ich halte es für ein grosses Unrecht, dem Weibe die Medicin zu verschliessen; ein Weib kommt manchem Uebel durch das Gefühl auf die Spur, wo der Mann trotz aller Diagnostik im Finstern tappt, jedenfalls bei Frauen- und Kinderkrankheiten. Wenn ich es machen könnte, so müsste jeder Arzt ein Vierteljahr lang die Weiblichkeit durchmachen, er hätte dann mehr Verständniss und mehr Achtung für die Seite der Menschheit, von welcher er abstammt, und wüsste dann die Seelengrösse der Frauen zu schätzen, andererseits auch die Härte ihres Schicksals.

Epikrise. Patient schwer belastet, ist originär psychosexual abnorm, insofern er charakterologisch und beim sexuellen Akt weiblich empfindet. Dieses abnorme Fühlen bleibt eine rein seelische Anomalie bis vor 3 Jahren, wo, auf Grund schwerer Neurasthenie, dieselbe eine übermächtige Stütze durch zwangsmässig sich dem Bewusstsein aufdrängende körperliche Gefühle im Sinne der Transmutatio sexus bekommt. Patient fühlt sich zu seinem Schrecken nun auch körperlich als Weib, empfindet unter dem Zwang seiner weiblichen „Zwangsgefühle“ eine gänzliche Umwandlung seines bisherigen männlichen Fühlens, Vorstellens und Strebens, ja sogar seiner ganzen Vita sexualis im Sinne der Eviratio. Gleichwohl ist sein Ich im Stande, die Herrschaft gegenüber diesen seelisch-körperlich krankhaften Vorgängen zu behaupten und den Verfall in Paranoia hintanzuhalten — ein denkwürdiges Beispiel von Zwangsempfindungen und Zwangsvorstellungen auf der Basis neurotischer Belastung und von hohem Werth für die Gewinnung eines Verständnisses der Wege, auf welchen sich die psychosexuale Transformation vollziehen mag.

Die letzte Stufe zum Wahn der Geschlechtsverwandlung wird erreicht auf der Grundlage einer zur Neurasthenia universalis gewordenen sexuellen Neurasthenie im Sinne einer seelischen Erkrankung, der Paranoia.

Die folgenden Beobachtungen weisen die interessante Entwickelung des neurotisch-psychologischen Vorgangs bis zu seiner Höhe nach.

Beobachtung 17. K., 36 Jahre, ledig, Knecht, aufgenommen in der Klinik am 26. Februar 1889, ist ein typischer Fall von aus Neurasthenia sexualis entstandener Paranoia persecutoria mit Geruchshallucinationen, Sensationen u. s. w.

Er stammt aus belasteter Familie. Mehrere Geschwister waren psychopathisch. Patient hat hydrocephalen Schädel, in der Gegend der rechten Fontanelle eingesattelt, neuropathisches Auge. Von jeher sexuell sehr bedürftig, ergab er sich mit 19 Jahren der Masturbation, coitirte mit 23 Jahren, zeugte 3 uneheliche Kinder, unterliess weiteren sexuellen Verkehr aus Angst vor weiterer Zeugung und Unerschwinglichkeit der Alimentationsgelder, empfand die Abstinenz höchst peinlich, entsagte auch der Masturbation, bekam massenhaft Pollutionen, wurde vor 1½ Jahren sexuell neurasthenisch, hatte auch Pollut. diurnae, wurde davon ganz matt und elend, im weiteren Verlauf allgemein neurasthenisch und erkrankte an Paranoia.

Seit 1 Jahr bekam er parästhetische Sensationen, als ob an Stelle der Genitalien ein grosser Knäuel liege, dann fühlte er, wie Scrotum und Penis fehlten und seine Genitalien sich weiblich umwandelten.

Er fühlte das Wachsen von Brüsten, einen Haarzopf, das Anliegen weiblicher Kleidung am Körper. Er kam sich als Weib vor. Die Leute auf der

Strasse machten entsprechende Aeusserungen: „Seht doch das Mensch an, die alte Duttel." Im Halbtraum hatte er das Gefühl, als ob an ihm als einem Weib ein Mann den Coitus vollziehe. Es kam ihm dabei die Natur unter lebhaftem Wollustgefühl. Während des Aufenthalts in der Klinik trat eine Intermission der Paranoia ein und zugleich eine bedeutende Besserung der Neurasthenie. Damit schwanden vorläufig die Gefühle und Ideen im Sinne einer sich entwickelnden Metamorphosis sexualis.

Ein weiter vorgeschrittener Fall von Eviratio auf dem Wege zur Transformatio sexus paranoica ist der folgende:

Beobachtung 18. Franz St., 33 Jahre, Volksschullehrer, ledig, wahrscheinlich aus belasteter Familie, von jeher neuropathisch, emotiv, schreckhaft, alkoholintolerant, begann mit 18 Jahren zu masturbiren, bekam mit 30 Jahren Erscheinungen von Neurasthenia sexualis (Pollutionen mit folgender Mattigkeit, die mit der Zeit auch bei Tage auftraten, Schmerzen im Gebiet des Plex. sacralis u. s. w.). Dazu gesellte sich allmählig Spinalirritation, Kopfdruck, Cerebrasthenie. Seit Anfang 1885 hatte Patient sich des Coitus enthalten, bei welchem er kein Wollustgefühl mehr verspürte. Er masturbirte häufig.

1888 begann Beachtungswahn. Er bemerkte, dass man ihm auswich, bemerkte, dass er eine schädliche Ausdünstung habe, stinke (Geruchshallucinationen) und erklärte sich damit das geänderte Benehmen der Leute, nicht minder ihr Niessen, Husten u. s. w.

Er empfand Gerüche nach Leichen, faulem Harn. Als Ursache seines üblen Geruchs erkannte er Pollutionen nach innen. Er erkannte sie an einem Gefühl, wie wenn von der Symphyse gegen die Brust Flüssigkeit ströme.

Patient verliess bald wieder die Klinik.

1889 kam er neuerlich zur Aufnahme im vorgeschrittenen Stadium einer Paranoia masturbatoria persecut. (physikalischer Verfolgungswahn).

Anfang Mai 1889 wird Patient dadurch auffällig, dass er grob reagirt, wenn man ihn als „Herr" anredet.

Er protestirt dagegen, weil er ein Weib sei. Stimmen sagen ihm dies. Er bemerkt, dass ihm Brüste wachsen. Vor einer Woche betasteten ihn die Anderen wollüstig. Er hörte sagen, er sei eine Hure. In letzter Zeit Begattungsträume. Es träumte ihm, es werde an ihm als einem Weib der Coitus vollzogen. Er spürt die Immissio penis und hat beim traumhaften Akt Ejaculationsgefühl.

Schädel steil, langer schmaler Gesichtsschädel, prominente Tubera parietalia. Genitalien normal entwickelt.

Der folgende Fall, in der Anstalt Illenau beobachtet, ist ein passendes Beispiel dauernder wahnhafter Verkehrung des geschlechtlichen Bewusstseins.

Beobachtung 19. Metamorphosis sexualis paranoica. N., 23 Jahre, ledig, Pianist, wurde Ende Oktober 1865 in der Heilanstalt Illenau aufgenommen. Aus erblich angeblich nicht belasteter, aber tuberkulöser Familie

(Vater und Bruder erlagen der Phthisis pulm.). Patient war als Kind schwächlich, gering begabt, jedoch einseitig für Musik talentirt. Er war von jeher ein abnormer Charakter, still, verschlossen, ungesellig, von barschem Wesen.

Vom 15. Jahr an Masturbation. Nach einigen Jahren schon stellten sich neurastheuische Beschwerden (Herzklopfen, Mattigkeit, zeitweise Kopfdruck u. s. w.) ein, zugleich auch hypochondrische Anwandlungen. Patient arbeitete in dem letzten Jahr sehr angestrengt. Seit einem halben Jahr hatte sich seine Neurasthenie gesteigert. Er klagte nun über Herzklopfen, Kopfdruck, Schlaflosigkeit, wurde sehr reizbar, erschien sexuell sehr erregt, behauptete er müsse ehemöglich heirathen, aus Gesundheitsrücksichten. Er verliebte sich in eine Künstlerin, erkrankte aber fast gleichzeitig (Sept. 1865) an Paranoia persecutoria (feindliche Wahrnehmungen, Schmähreden auf der Strasse, Gift im Essen, man spannt ihm ein Seil auf einer Brücke, damit er nicht über diese zur Geliebten gehe). Wegen zunehmender Aufregung und Conflikte mit der feindlich aufgefassten Umgebung in die Irrenanstalt aufgenommen, bot er anfänglich noch das Bild einer typischen Paranoia persecutoria, neben den Erscheinungen einer sexuellen, später allgemeinen Neurasthenie, jedoch baute sich der Verfolgungswahn nicht auf dieser neurotischen Grundlage auf. Nur gelegentlich hörte Patient die Umgebung sagen: „Jetzt wird ihm der Same, jetzt wird ihm die Blase abgeschnitten.“

Im Lauf der Jahre 1866—68 trat der Verfolgungswahn immer mehr in den Hintergrund und wurde grossentheils ersetzt durch erotische Ideen. Die somatisch-psychische Grundlage war eine andauernde und mächtige Erregung der Sexualsphäre. Patient verliebte sich in jede Dame, der er ansichtig wurde, hörte auffordernde Stimmen sich ihr zu nähern, verlangte gebieterisch die Ehebewilligung und behauptete, wenn man ihm keine Frau verschaffe, bekomme er die Auszehrung. Unter fortgesetzter Masturbation treten schon 1869 Signale im Sinne künftiger Eviratio auf. „Wird, wenn er eine Frau bekommt, sie nur platonisch lieben.“ Patient wird immer verschrobener, lebt in einem erotischen Ideenkreis, sieht allenthalben in der Anstalt Prostitution treiben, hört ab und zu Stimmen, die ihm selbst unzüchtiges Benehmen gegen Damen imputiren. Er vermeidet deshalb Damengesellschaft und lässt sich nur herbei, in solcher zu musiciren, wenn ihm zwei Zeugen beigegeben werden.

Im Lauf des Jahres 1872 nimmt der neurasthenische Zustand einen bedeutenden Aufschwung. Nun tritt auch die Paranoia persecutoria wieder mehr in den Vordergrund und gewinnt klinische Färbung durch den neurotischen Grundzustand. Es treten Geruchshallucinationen auf, er wird magnetisch beeinflusst. „Magnetismusambosarbeitswellen“ wirken auf ihn ein (falsche Interpretation spinalasthenischer Beschwerden). Unter fortdauernder mächtiger sexueller Erregung und masturbatorischen Excessen macht der Process der Eviratio immer weitere Fortschritte. Nur noch episodisch ist er Mann und schmachtet nach einem Weibe, beklagt sich bitter, dass die schamlose Prostitution der Männer hier im Hause es unmöglich mache, dass ein Frauenzimmer zu ihm gelange. Er sei sterbenskrank durch magnetisch vergiftete Luft und unbefriedigte Liebe, ohne Liebe könne er nicht leben; er sei vergiftet durch Geilgift, das auf den Geschlechtstrieb wirke. Die Dame, welche er liebe, sei hier in der niedrigsten Unzucht. Die Prostituirten hier im Hause haben Glückseligkeitsketten, d. h. Ketten, in welchen man, ohne sich zu rühren, in Wollust liege. Er sei erbötig, sich jetzt auch mit einer Prostituirten zu begnügen. Er besitze eine wunderbare Augengedankenausstrahlung, die 20 Millionen werth sei. Seine Compositionen sind 500000 Francs werth. Neben diesen Andeutungen von Grössenwahn solche von persekutorischem — die Nahrung ist durch venerische Exkremente vergiftet, er schmeckt und riecht das Gift, hört infame Beschuldigungen und verlangt eine Ohrenschlussmaschine.

Immer häufiger werden aber vom August 1872 ab Signale im Sinne der Eviratio. Er benimmt sich ziemlich affektirt, erklärt, dass er nicht mehr unter trinkenden und rauchenden Männern leben könne. Er denke und empfinde ganz weiblich. Man solle ihn von nun ab als Weib behandeln und in einer Frauenabtheilung unterbringen. Er verlangt Confitüren, feine Mehlspeisen. Gelegentlich Tenesmus und Cystospasmus verlangt er in eine Entbindungsanstalt untergebracht und wie eine Schwerkranke, Schwangere behandelt zu werden. Der krankhafte Magnetismus männlicher Pfleger wirke ungünstig auf ihn.

Vorübergehend fühlt er sich noch als Mann, aber plaidirt in für sein krankhaft geändertes sexuales Empfinden bezeichnender Weise nur für Befriedigung durch Masturbation, für Ehe ohne Coitus. Die Ehe sei ein Wollustinstitut. Das Mädchen, welches er zur Frau nehmen möchte, müsste Onanistin sein.

Vom December 1872 ab ändert sich sein Persönlichkeitsbewusstsein endgültig in ein weibliches.

Er sei von jeher ein Weib, aber vom 1.—3. Lebensjahre habe ihn ein französischer Quäkerkünstler mit männlichen Genitalien versehen und ihm durch Einreiben und Zurichten des Thorax das spätere Hervorkommen der Brüste verhindert.

Er verlangt nun energisch Uuterbringung in der Frauenabtheilung, Schutz vor ihn prostituiren wollenden Männern und Damenkleidung. Eventuell wäre er auch erbötig, in einem Spielwaarengeschäft sich mit Stepp- und Ausschneidarbeit, oder in einem Putzgeschäft mit weiblicher Arbeit zu beschäftigen. Vom Zeitpunkt der Transformatio sexus an beginnt für Patient eine neue Zeitrechnung. Seine eigene frühere Persönlichkeit fasst er in der Erinnerung als seinen Vetter auf.

Er spricht von sich vorläufig in der dritten Person, erklärt sich für die Gräfin V., die liebste Freundin der Kaiserin Eugenie, verlangt Parfüms, Corsetten u. s. w. Hält die anderen Männer der Abtheilung für Frauenzimmer, versucht, sich eiuen Zopf zu flechten, verlangt ein orientalisches Enthaarungsmittel, damit man nicht mehr an seiner Damennatur zweifle. Er gefällt sich in Lobreden auf die Onanie, denn „sie war seit ihrem 15. Jahr Onanistin und hat nie eine andere geschlechtliche Befriedigung gesucht“ Gelegentlich werden noch neurasthenische Beschwerden, Geruchshallucinationen und persekutorische Delirien beobachtet. Alle Erlebnisse bis zum December 1872 gehören der Persönlichkeit des Vetters an.

Patient ist von dem Wahn, Gräfin V. zu sein, nicht mehr abzubringen. Sie beruft sich darauf, dass sie von der Hebamme untersucht und als Dame befunden worden sei. Die Gräfin wird nicht heirathen, weil sie die Männerwelt verachtet. Da Patient keine Damenkleider und Stöckelschuhe bekommt, bringt er den grössten Theil des Tages im Bett zu, gerirt sich als vornehme.

leidende Dame, thut zimpferlich, verschämt und verlangt Bonbons u. dergl. Das Haar wird so gut wie möglich in Zöpfe geflochten, der Bart ausgezupft. Aus Semmeln werden Brüste geschaffen.

1874 tritt Caries im linken Kniegelenk auf, zu der sich bald Phthisis pulmonum gesellt. Tod am 2. December 1874. Schädel normal. Stirnhirn atrophisch, Gehirn anämisch. Mikroskopisch (Dr. Schüle): In der oberen Schichte des Frontalhirns Ganglienzellen leicht geschrumpft; in der Adventitia der Gefässe zahlreiche Fettkörnchen; Glia unverändert, vereinzelte Pigmentpartikeln und Colloidkörner. Die unteren Schichten der Gehirnrinde normal. Genitalien sehr gross, Hoden klein, schlaff, auf dem Durchschnitt makroskopisch nicht verändert.

Der im Vorstehenden in seinen Bedingungen und Entwickelungsphasen aufgezeigte Wahn der Geschlechtsverwandlung ist eine auffallend seltene Erscheinung in der Pathologie des menschlichen Geistes. Ausser den vorausgehenden Fällen eigener Beobachtung habe ich einen solchen Fall als episodische Erscheinung bei einer conträrsexualen Dame (Beob. 92 der 6. Aufl. m. Psychopathia sexualis) und als dauernde bei einem mit originärer Paranoia behafteten Mädchen beobachtet, ferner bei einer ebenfalls originär paranoischen Dame.

In der Literatur sind mir ausser einem aphoristisch in seinem Lehrbuch berichteten Fall von Arndt (S. 172), einem von Serieux (recherches cliniques p. 33) ziemlich oberflächlich mitgetheilten und den beiden bekannten von Esquirol keine Beobachtungen von Wahn der Geschlechtsverwandlung erinnerlich. Der Fall von Arndt möge hier kurz mitgetheilt werden, obwohl er ebensowenig wie die Esquirol'schen über die Genese des Wahns Aufschlüsse bietet.

Beobachtung 20. Eine Frau in mittleren Jahren in der Greifswalder Irrenanstalt hielt sich für einen Mann und trug sich demgemäss. Sie schnitt sich das Haar kurz und scheitelte es auf einer Seite in militärischer Weise. Ein scharf geschnittenes Profil, eine etwas grosse Nase und eine gewisse Derbheit aller Züge gab dem Antlitz etwas Charakteristisches und, im Vereine mit dem kurzgeschnittenen und um die Ohren glatt anliegenden Haare, dem ganzen Kopfe etwas entschieden Männliches.

Sie war gross und hager, ihre Stimme tief und rauh, der Adamsapfel kantig vorspringend, ihre Haltung straff, ihr Gang sowie jede ihrer Bewegungen wuchtig, aber nicht gerade plump. Sie sah aus wie ein Mann in Frauenkleidern. Befragt, wie sie dazu komme, sich für einen Mann zu halten, rief sie fast immer sehr erregt: „Nun, sehen Sie mich doch einmal an! Sehe ich nicht aus wie ein Mann. Auch fühle ich, dass ich ein Mann bin. Ich habe immer schon so etwas gefühlt, aber ich bin mir darüber erst allmählig klar geworden. Der Mann, welcher mein Mann sein soll, ist gar kein rechter Mann. Meine Kinder habe ich mir selber gezeugt. Ich habe so etwas immer gefühlt, jedoch die Klarheit darüber ist mir erst später gekommen. Und habe ich nicht immer auch in der Wirthschaft wie ein Mann gewirkt? Der Mann, welcher mein Mann sein soll, hat nur ausgeholfen. Er hat ausgeführt, was ich angeordnet habe. Ich bin von Jugend auf immer mehr für das Männliche gewesen, als für das Weibliche. Für das, was auf Hof und Feld geschieht, habe ich immer mehr Liebe gehabt, als für das, was im Hause und in der Küche zu thun ist. Aber ich habe nur nicht erkannt, woran das lag. Jetzt weiss ich, dass ich ein Mann bin, und da will ich mich auch als solcher tragen, und es ist eine Schande, mich immer in Weiberkleidern zu halten."

Beobachtung 21. X., 26 Jahre, von hoher Statur und schönem Aeusseren, liebte es, seit der frühesten Jugend Weiberkleider anzuziehen. Herangewachsen wusste er es als Theilnehmer von Haustheatern immer so einzurichten, dass er weibliche Rollen bekam. Nach einer Gemüthsbewegung bildete er sich ein, wirklich Weib zu sein und versuchte die Umgebung davon zu überzeugen.

Er liebte es sich zu entkleiden, dann als Weib sich zu frisiren und zu drapiren. In diesem Aufzug wollte er auf die Strasse. Sonst war er ganz vernünftig. Den ganzen Tag pflegte er sich zu frisiren, sich im Spiegel zu beschauen und mit seinem Schlafrock so gut als möglich sich als Weib zu costümiren. Beim Gehen ging er nach Weiberart. Als eines Tags Esquirol dergleichen that, als wollte er ihm das Kleid aufheben, gerieth er in Wuth und warf ihm Unverschämtheit vor (Esquirol).

Beobachtung 22. Frau X., Wittwe, war durch den Tod ihres Mannes und Verlust ihres Vermögens grossen Gemüthsbewegungen ausgesetzt gewesen. Sie wurde geistig gestört und kam nach einem Selbstmordversuch in die Salpetrière.

Frau X., schlank, mager, andauernd in manischer Aufregung, hielt sich für einen Mann, gerieth in Zorn, wenn man sie „Madame" anredete. Als man ihr einmal Männerkleider zur Verfügung stellte, war sie ausser sich vor Entzücken. Sie erlag 1802 einer consumptiven Krankheit und äusserte ihren Wahn, ein Mann zu sein, bis kurz vor ihrem Tode (Esquirol).

In Psychopathia sexualis 6. Aufl. S. 177 habe ich der interessanten Beziehungen Erwähnung gethan, welche sich zwischen diesen Thatsachen der wahnhaften Geschlechtsverwandlung und dem sogen. Skythenwahnsinn finden.

Marandon (Annales médico-psychologiques 1877 p. 161) hat gleichwie Andere irrthümlich angenommen, dass es sich bei diesen Skythen des Alterthums um wirklichen Wahn und nicht um blosse Eviratio gehandelt habe. Nach dem Gesetz des empirischen Aktualismus muss der heutzutage so seltene Wahn auch im Alterthum höchst selten gewesen sein. Da er nur auf Grundlage einer Paranoia denkbar ist, kann überhaupt von einem endemischen Vorkommen niemals die Rede gewesen sein, sondern nur von einer abergläubischen Deutung einer Eviratio (im Sinne des Zornes der Göttin), wie dies auch aus Andeutungen bei Hippokrates hervorgeht.

Anthropologisch bemerkenswerth bleibt die aus dem sogen. Skythenwahnsinn und aus neuerlichen Erfahrungen bei den Puebloindianern hervorgehende Thatsache, dass mit dem Schwund der Hoden auch solcher der Genitalien überhaupt und Annäherungen an den Typus des Weibes körperlich und seelisch beobachtet wurden. Es ist dies um so auffälliger, als solche Rückwirkung beim Manne, der in erwachsenem Alter seine Zeugungsorgane verliert, ebenso ungewöhnlich ist, als beim erwachsenen Weibe m. m. nach dem künstlichen Klimax oder nach dem natürlichen.

V. Klinische Casuistik zur conträren Sexualempfindung.

1. Zur psychischen Hermaphrodisie.

Beobachtung 1. Ich bin 1858 unehelich geboren. Erst spät habe ich, den dunklen Spuren meines Ursprungs folgend, Kenntniss über die Person meiner Eltern erhalten. Dieselbe ist leider sehr dürftig und lückenhaft. Vater und Mutter waren Cousin und Cousine. Vater starb vor drei Jahren, hat sich später anderweit verheirathet, und mehrere — so viel mir bekannt ist — gesunde Kinder gezeugt.

Dass mein Vater conträr sexuale Empfindungen hatte, glaube ich nicht. Ich habe denselben, ohne zu wissen, dass er mein Vater sei, als Kind öfter gesehen. Er war eine kräftige männliche Erscheinung. Uebrigens soll er zur Zeit meiner Geburt oder früher geschlechtskrank gewesen sein.

Meine Mutter habe ich mehrfach auf der Strasse gesehen, aber damals nicht gewusst, dass sie meine Mutter sei. Meine Mutter dürfte bei meiner Geburt ca. 24 Jahre alt gewesen sein. Sie war von grosser Statur, raschen, energischen Bewegungen und entschlossenem Charakter. Zur Zeit meiner Geburt soll sie viel in Männerkleidern gereist sein, kurze Haare getragen, lange Pfeife geraucht haben, und überhaupt durch ihr excentrisches Wesen aufgefallen sein. Sie besass eine ausgezeichnete Bildung, soll in ihrer Jugend schön gewesen sein, hinterliess ein für heutige Begriffe sehr bedeutendes Vermögen, starb aber unverheirathet.

Alles das würde gegebenenfalls auf homosexuale Neigung oder doch auf Abnormitäten schliessen lassen. Dagegen hat meine Mutter mehrere Jahre vor meiner Geburt einem Mädchen das Leben geschenkt. Diese mir persönlich ganz unbekannt gebliebene Stiefschwester hat sich jung verheirathet, aber schon in den ersten Jahren der Ehe aus mir nicht bekannten Gründen vergiftet.

Ich bin 1,70 m gross, habe 92 cm in der Taille und 102 cm um die Hüften, glaube also ein etwas stark entwickeltes Becken zu haben. Das Fettpolster war bei mir von jeher gut entwickelt. Knochengerüst kräftig. Muskulatur gut angelegt, jedoch vielleicht wegen Mangel an Uebung, vielleicht unter dem Einfluss frühzeitig und dauernd stark getriebener Onanie nicht recht ausgebildet, so dass ich stärker erscheine als ich bin. Kopf- und Barthaar normal. Haare an den Genitalien etwas spärlich. Uebriger Körper so gut wie unbehaart. Meine ganze übrige Erscheinung ist durchaus männlich. Gang, Haltung, Stimme sind die eines vollen Mannes und andere Urninge haben mir schon oft gesagt, dass sie mir meine Leidenschaft nie angesehen hätten. Ich habe als Militär gedient und stets Freude an allen ritterlichen Uebungen, Reiten, Fechten, Schwimmen etc. gehabt.

Meine erste Erziehung wurde durch einen Geistlichen geleitet. Eigentliche Spielkameraden hatte ich wenig. Das Familienleben meiner Pflegeeltern war untadelhaft. Im Oktober 1861 kam ich in ein Institut. Hier habe ich die ersten perversen Handlungen begangen, auf die ich bei der Entwickelung meines Geschlechtslebens genauer eingehen werde.

Ich absolvirte das Gymnasium, diente mein Freiwilligenjahr ab, studirte dann Forstwissenschaft und bin jetzt Güterdirektor. In meinen ersten Lebensjahren ist meine geistige Entwickelung eine sehr langsame gewesen. Ich habe erst im 3. Jahre sprechen gelernt, und fand dadurch die Annahme, dass ich einen Wasserkopf habe, weitere Nahrung. Von der Schulzeit ab war meine geistige Entwickelung eine normale, ja ich lernte sogar leicht, habe meine Thätigkeit aber nie auf einen bestimmten Punkt concentriren können. Ich habe grossen Sinn für Kunst und Aesthetik, fast gar keinen Sinn dagegen für Musik. Mein Charakter war der denkbar schlechteste in früheren Jahren. Ohne dass ich einen Grund dafür angeben könnte, hat sich innerhalb der letzten 12 Jahre eine völlige Wandlung vollzogen. Ich hasse heute nichts mehr als die Lüge und sage selbst nicht mehr im Scherz die Unwahrheit. In Geldsachen bin ich, ohne geizig zu sein, ein guter Haushalter geworden.

Genug, dass ich heute mit tiefer Beschämung auf vergangene Zeit zurückblicke und mich, falls ich von meiner unseligen sexuellen Perversion oder Perversität befreit werden könnte, mit Recht für einen vollendeten Gentleman halten würde. Ich bin gutmüthig, zum Wohlthun jederzeit im Rahmen meiner Mittel bereit, meist heiteren Charakters, ein gern gesehener Gesellschafter. Von der bei Leidensgenossen so oft hervorgehobenen nervösen Reizbarkeit habe ich keine Spur. Auch fehlt es mir nicht an persönlichem Muthe. In den ersten Stadien meiner Entwickelung spricht nichts für eine Abnormität. Ich habe zwar schon als Kind gern im Bette auf dem Bauche gelegen und bin dann oft am Morgen wollüstig auf dem Bauche hin- und hergerutscht, worüber meine Pflegeeltern oft lachten. Ich entsinne mich jedoch nicht, jemals dabei Wollustgefühle gehabt zu haben. Die Spielkameradschaft mit Mädchen habe ich nie besonders gesucht, auch nie mit Puppen gespielt. Von geschlechtlichen Dingen hörte ich früh reden. Ich habe mir bei Allem dem aber nie etwas gedacht. Auch in meinem Traumleben traten damals Sexualia nicht hervor. Ebensowenig im Umgang mit gleichalterigen Knaben. Ich glaube behaupten zu dürfen, dass mein Geschlechtsleben überhaupt erst erwachte, nachdem ich im 13. Jahre im Institut von einem Stubengenossen zu wechselseitiger Onanie verleitet worden war. Eine Ejaculation erfolgte damals noch nicht, erst etwa ein Jahr später. Trotzdem ergab ich mich dem Laster der Onanie mit voller Leidenschaft. In dieser Zeit zeigten sich aber schon die ersten Anzeichen homosexualer Neigung. Jugendlich kräftige Männer, Markthelfer, Arbeiter, Soldaten drängen sich in mein Traumleben und spielen in der Phantasie beim Onaniren eine grosse Rolle. Auch zeigt sich jetzt bereits die erste Neigung zur Päderastie, besonders zur passiven. Sehr häufig habe ich bis zu meinem 14. Jahre mit meinem Verführer wechselseitig Versuche zur Päderastie gemacht, ohne dass uns jedoch eine Immissio gelungen wäre. Parallel damit lief damals noch eine schwache Neigung zum weiblichen Geschlecht. Etwa ein halbes Jahr nach dem ersten Onaniren war ich einmal bei einem öffentlichen Frauenzimmer, hatte jedoch weder Ejaculation noch besonderes Wollustgefühl. Später habe ich bis zu meinem 19. Jahre etwa 6mal den Beischlaf in öffentlichen Häusern ausgeführt. Erection und Ejaculation erfolgten prompt, jedoch ohne hervorragendes Wollustgefühl. Onanie, besonders wechselseitige, war mir mindestens ebenso lieb. Eine „Gymnasiastenliebschaft“ habe ich nie gehabt. Vor etwa 10 Jahren, glaubte ich, als ich mich im Bad H. befand, dass in mir die Liebe zu einer auffallend schönen Dame aus hochangesehener Familie erwachte, ich fühlte mich in ihrer Nähe wohl, und glaubte mich glücklich, als ich Gegenliebe fand. Auch hielt mich dieses Verhältniss zeitweilig von der Onanie zurück, nur hatte ich die Furcht, dass ich, durch langjährige Onanie geschwächt, meinen ehelichen Pflichten nicht würde nachkommen können. Als wir räumlich getrennt wurden, erkaltete das Gefühl sehr rasch, ich merkte, dass ich mich selbst getäuscht hatte, und konnte nach etwa 2 Jahren ohne Eifersucht erfahren, dass sich die junge Dame verheirathet habe. Meine Neigung zum Weibe — wenn ich solche überhaupt je besessen habe — erkaltete immer mehr. Vor 2½ Jahren, als ich mit sehr virilen Freunden ein öffentliches Haus in H. besuchte, habe ich den letzten Beischlaf ausgeführt. Eine Erection erfolgte noch, eine Ejaculation nicht mehr. Das Weib ist mir gleichgiltig geworden, die Prostituirte, welche sich frech benimmt, erregt meinen Unwillen. Mit geistreichen Frauen, besonders älteren, unterhalte ich mich gerne, wenngleich ich in ihrer Gesellschaft oft ungeschickt und linkisch, ja oft taktlos bin. Den körperlichen Formen des Weibes habe ich nie Reiz abgewinnen können.

Doch zurück zur perversen Richtung. Als ich mit 14 Jahren nach H. kam, verlor ich meinen Geliebten und Verführer aus den Augen. Derselbe war einige Jahre älter als ich und wurde Beamter. Als solchen habe ich ihn noch einmal, als ich 19 Jahre alt war, in der Eisenbahn getroffen. Wir unterbrachen die Fahrt ad hoc, logirten gemeinsam und versuchten wechselseitig Päderastie, jedoch gelang uns die Immissio der Schmerzen wegen nicht. Wir begnügten uns mit wechselseitiger Onanie. In H. verkehrte ich mit zwei Mitschülern geschlechtlich, jedoch beschränkte sich dieser Verkehr auf sehr häufige wechselseitige Onanie, da dieselben zur Päderastie nicht neigten. Im letzten Jahre meines Aufenthaltes (19 Jahre alt) verkehrte ich noch mit einem Dritten, ebenfalls onanirend, jedoch war unser Verkehr schon intimer und zogen wir uns stets aus und trieben mutuelle Masturbation im Bette. Von Ostern 1869 bis Juli 1870 hatte ich keinen Geliebten. Ich onanirte allein. Bei Ausbruch des Krieges stellte ich mich freiwillig, ohne jedoch angenommen zu werden. Mit mir stellte sich ein ehemaliger Schulgenosse, der sich zu einem auffallend schönen Menschen entwickelt hatte. Mit diesem musste ich eine Nacht in überfülltem Hotel in einem Bette zubringen. Obgleich wir als Schüler nicht geschlechtlich verkehrt hatten, zeigte sich derselbe meinen Werbungen geneigt, und versuchte Päderastie. Auch hier gelang sie des Schmerzes wegen nicht, jedoch erfolgte bei den Versuchen Ejaculatio ante anum meum. Noch heute entsinne ich mich des dabei gefühlten, bisher ungeahnten Wollustgefühles. Mit diesem Freunde bin ich nach dem Kriege noch mehrfach zusammengekommen, jedoch beschränkte sich später unser Verkehr auf Onanie. Während der darauf folgenden ca. 18 Jahre habe ich nur 2mal Gelegenheit zu homosexualem Umgange gehabt. Zuerst, im Winter 1879, traf ich im Eisenbahncoupé mit einem schönen Husaren zusammen. Ich bewog denselben mit mir in einem Gasthof zu schlafen. Später gestand mir derselbe, schon früher mit dem Gutsbesitzerssohne aus seinem Orte mutuell masturbirt zu haben. Zur Päderastie konnte ich ihn nicht bewegen. Dagegen bewirkte ich Ejaculation bei ihm durch receptio penis ejus in os meum. Diese Art hat mir keine Befriedigung, sondern Ekel veranlasst. Ich habe sie später nie wieder geübt, auch nie die receptio penis mei in os alterius zugegeben. Im Jahre 1887 machte ich, ebenfalls in der Eisenbahn, die Bekanntschaft eines Matrosen und veranlasste denselben, mit mir in einem Hotel zu bleiben. Derselbe gab zwar an, nie Päderastie getrieben zu haben, zeigte sich aber sofort dazu bereit, war offenbar sehr sinnlich erregt, hatte sofort Erectionen und vollzog den Akt mit sichtlichem Feuer. Es war das erste Mal, dass die Päderation gelang. Ich hatte zwar furchtbare Schmerzen, aber auch unendlichen Genuss.

Mit meinem Aufenthalte hier hat mein Geschlechtsleben eine durchgreifende Aenderung erfahren. Ich habe gefunden, wie leicht man hier, zum Theil für Geld, zum Theil aus Neigung Leute findet, die auf unsere Neigungen eingehen. Trübe Erfahrungen mit Prellern sind ja auch mir nicht erspart geblieben. Bis zum Schlusse des vergangenen Jahres, seitdem habe ich aus Furcht, noch veuerisch krank zu sein, nur noch mutuell masturbirt, habe ich den Genuss mannmännlicher Liebe, besonders im Sinne passiver Päderastie, reichlich ausgekostet. Aktiv habe ich nie pädicirt, schon deshalb, weil ich Keinen fand, der die Schmerzen aushalten konnte.

Meine Geliebten suche ich hauptsächlich unter der Cavallerie, den Matrosen und event. den Arbeitern, besonders Schlächtern und Schmieden. Robuste Gestalten mit gesunder Gesichtsfarbe ziehen mich besonders an. Einen eigenen Reiz haben für mich lederne Commiss-Reithosen. Vorliebe für Küssen und anderes Beiwerk habe ich nicht. Auch liebe ich grosse harte und ausgearbeitete Hände.

Nicht unerwähnt will ich lassen, dass ich unter Umständen eine grosse Herrschaft über mich habe.

Als Güterdirektor bewohnte ich ein grosses Haus. Mein persönlicher Diener war ein bildschöner junger Mann, der bei den Husaren gedient hatte. Nachdem ich einmal mit diesem ganz allgemein über die Sache gesprochen und erfahren hatte, dass er unzugänglich sei, habe ich Jahre lang mit dem jungen Manne eng zusammengewohnt, mich an seiner Schönheit gefreut, ihn aber nie berührt. Ich glaube, derselbe weiss heute noch nichts von meiner Leidenschaft. Ebenso machte ich vor $2\frac{1}{2}$ Jahren in C. die Bekanntschaft eines Matrosen, der noch heute von mir und meinen Bekannten als der schönste Mann, den wir kennen, erklärt wird. Derselbe folgte nach mehr als zweijähriger Abwesenheit vor einigen Wochen einer Einladung und besuchte mich. Ich wusste es so einzurichten, dass wir in demselben Zimmer schliefen und ich brannte vor Begierde, ihm näher zu treten. Vorher forschte ich ihn jedoch im vertraulichen Gespräche aus und als ich erfuhr, dass er Alles, was mit mannmännlicher Liebe zusammenhängt, verachtet, brachte ich es nicht über's Herz, mich ihm weiter zu nähern. Wir haben Wochen lang im gleichen Zimmer geschlafen, ich habe mich stets über seinen herrlichen Körper gefreut (in den ersten Tagen sogar sexuell erregt), habe mit ihm, um den schönen Körper nackt zu sehen, römisch gebadet — aber nie hat er von meiner Leidenschaft erfahren. Noch heute habe ich zu dem jungen Manne, der übrigens eine für seinen Stand seltene Bildung und schöne Begabung zur Poesie besitzt, ein ideales, platonisches Verhältniss. Klarheit habe ich über meinen Zustand bis zu meinem 38. Jahre nicht gehabt. Ich glaubte immer, ich sei nur durch frühzeitig begonnene und intensiv fortgesetzte Onanie des Weibes entwöhnt worden und hoffte immer, wenn einmal „die Rechte" käme, würde ich das Onaniren wohl sein lassen, und Gefallen am Weibe finden können. Erst hier habe ich meinen Zustand voll erkannt, nachdem ich die Bekanntschaft von Leidens- und Gesinnungsgenossen gemacht hatte. Anfangs war ich entsetzt, später habe ich mich mit meinem Schicksal als etwas nicht aus mir selbst Stammendem abgefunden. Ich habe auch ferner keine Versuche gemacht, der Versuchung zu widerstehen.

Vor etwa 2—3 Wochen fiel mir die Psychopathia sexualis in die Hände. Dieses Werk hat einen unerwartet tiefen Eindruck gemacht. Anfangs las ich das Werk mit zweifellos lascivem Inseresse. Die Schilderung der Züchtung der Mujerados z. B. regte mich ungemein auf. Der Gedanke, dass ein junger, kräftiger Mann auf diese Weise entmannt werde, um später einem ganzen Stamm wilder, kräftiger und sinnlicher Indianer zur Päderastie zu dienen, regte mich derartig auf, dass ich in den nächsten 2 Tagen 5mal onanirte, mich als solcher präsumtiver Mujerado träumend. Je weiter ich jedoch in der Lektüre des Werkes vorschritt, um so mehr wurde mir der sittliche Ernst desselben klar, um so mehr empfand ich Abscheu vor meiner gegenwärtigen Lage, um so klarer wurde es mir, dass ich Alles thun müsse, um, wenn irgend möglich, eine Aenderung meines gegenwärtigen Zustandes herbeizuführen. Als ich das Werk durchgelesen hatte, stand mein Entschluss fest, Hilfe bei dem Verfasser zu suchen.

Einen Erfolg hat die Lektüre vorgenannten Werkes ohne Zweifel gehabt. Ich habe seitdem nur 2mal onanirt und auch nur 2mal mit Cavalleristen onanirt. In allen Fällen habe ich wesentlich weniger Genuss und Befriedigung gehabt als früher, und habe immer das Gefühl, „ach wenn du das doch lassen könntest!"

Nichtsdestoweniger bekenne ich, dass ich auch jetzt noch beim Umgange mit schönen Soldaten sofort Erectionen bekomme.

Zum Schlusse füge ich noch an, dass ich trotz oder vielleicht wegen der häufigen Onanie niemals Pollutionen gehabt habe. Die Samenergiessung, die übrigens für gewöhnlich nur aus wenigen Tropfen besteht und von jeher bestand, erfolgt erst nach längerer Friktion.

Habe ich einmal aus irgend welchem Grunde längere Zeit nicht onanirt, so erfolgt die Samenergiessung rascher und reichlicher.

Hansen hat vor etwa 12 Jahren vergeblich versucht, mich zu hypnotisiren.

Im Frühjahr 1891 suchte mich der Schreiber vorstehender Autobiographie auf mit der Erklärung, er könne so nicht weiter existiren und müsse eine hypnotische Behandlung als den letzten

Rettungsanker betrachten, da er aus eigener Kraft unfähig sei, dem unseligen Trieb zur Masturbation und zur Befriedigung an Personen des eigenen Geschlechts zu widerstehen. Er fühle sich als Paria, als unnatürlicher Mensch, ausserhalb der Gesetze der Natur, der Gesellschaft und überdies in Gefahr, dem Strafrichter zu verfallen.

Er habe sittlichen Ekel, wenn er den Akt mit dem Manne vollziehe und dennoch elektrisire ihn förmlich der Anblick eines jeden hübschen Soldaten.

Für das Weib habe er seit Jahren nicht mehr die geringste Sympathie, nicht einmal seelisch.

Patient erschien genau als die physische und psychische Persönlichkeit, als welche er sich mit seiner Autobiographie eingeführt hatte.

Der Schädel erwies sich als exquisiter Hydrocephalus, zugleich plagiocephal.

Versuche zu hypnotisiren begegneten Anfangs Schwierigkeiten.

Erst mittels Braid, unter Zuhilfenahme von etwas Chloroform gelang in der 3. Sitzung tiefes Engourdissement.

Von da ab genügte einfaches Anblicken eiues glänzenden Gegenstandes.

Die Suggestionen bestanden in dem Verbot der Masturbation, der Absuggerirung homosexualer Empfindungen, der Versicherung, Patient werde Neigung zum Weibe bekommen, nur im heterosexualen Verkehr Potenz und Genuss haben.

Nur noch einmal kam es zur Masturbation, nach der 8. Sitzung träumte Patient von einer Person weiblichen Geschlechts.

Als Patient nach der 14. Sitzung dringender Geschäfte wegen heimreisen musste, erklärte er sich vollkommen frei von Anwandlungen zur Masturbation sowie zu mannmännlicher Liebe, jedoch sei die Neigung zum Manne keineswegs gänzlich erloschen.

Er empfinde wiederkehrendes Interesse für das weibliche Geschlecht und hoffe durch Fortsetzung der Behandlung von seiner unseligen Situation endgiltig erlöst zu werden.

Beobachtung 2. Psychische Hermaphrodisie, Mundfetischismus. Ich bin 31 Jahre alt und Beamter in einer Fabrik in Polen. Meine Eltern sind gesund und haben nichts Krankhaftes an sich. Mein Grossvater väterlicherseits soll gehirnleidend gewesen sein; meine Grossmutter mütterlicherseits starb melancholisch, ein Cousin meiner Mutter war Alkoholiker, mehrere andere Blutsverwandte sind psychisch nicht normal.

Ich war 4 Jahre alt, als mein Geschlechtstrieb sich regte. Ein Mann in den zwanziger Jahren, welcher mit uns Kindern spielte und uns auf den Arm nahm, erregte in mir die Lust, ihn zu umarmen und ihn inbrünstig zu küssen.

Dieser Trieb zum sinnlichen Kuss auf den Mund ist charakteristisch für mich, bildet er doch jetzt den Hauptreiz meiner geschlechtlichen Befriedigung.

Eine ähnliche Regung verspürte ich ungefähr in meinem 9. Jahre. Ein Mann, hässlich ja schmutzig, mit rothem Bart rief ebenfalls in mir diese Begierde ihn zu küssen wach.

Hier zeigt sich zum ersten Male bei mir ein Merkmal, welches ebenfalls noch heute sich bei mir vorfindet, nämlich zu Zeiten der eigenthümliche Reiz des Gemeinen, ja des Schmutzigen in Kleidung und Benehmen eines Anderen auf meine Sinne.

In dem Gymnasium wurde ich vom 11.—15. Jahre von einer Leidenschaft zu einem Kameraden erfasst. Auch hier wäre es meine grösste Lust gewesen, ihn zu umhalsen und Mund auf Mund zu küssen. Ich wurde manchmal von einer Begierde zu ihm erfasst, wie sie stärker mich jetzt geliebten Personen gegenüber nicht ergreift. Erectionen glaube ich jedoch erst gegen das 13. Jahr ungefähr bekommen zu haben.

Während dieser Jahre hatte ich, wie gesagt, durchaus nur die Begierde zu umarmen und zu küssen; die Lust, die Geschlechtstheile Anderer zu sehen oder gar zu betasten, fehlte mir ganz. Ich war ein durchaus unverdorbener, naiver Junge, wusste bis zum 15. Jahre gar nicht die Bedeutung der Erection, ja ich wagte nicht einmal den Geliebten zu küssen, da ich fühlte etwas Sonderbares dadurch zu thun.

Ein Bedürfniss mich zu masturbiren empfand ich nicht, und hatte auch das Glück, durch keine älteren Kameraden dazu verführt zu werden.

Ueberhaupt habe ich bis jetzt noch nie mich masturbirt, ich empfinde einen gewissen Widerwillen davor.

In meinem 14. und 15. Lebensjahre wurde ich von Begierde zu einer Reihe von Jungen ergriffen, von denen einige noch heute mir gefallen. So war ich stark verliebt in einen Jungen, den ich niemals gesprochen hatte; trotzdem war es mir schon ein Glück, ihn nur auf der Strasse anzutreffen.

Dass meine Leidenschaften durchaus sinnlicher Natur waren, geht daraus hervor, dass ich schon, wenn ich den Geliebten die Hände presste und schmeichelte, in heftige Erection gerieth.

Immer aber wäre es mir höchste Lust gewesen zu umarmen und auf den Mund zu küssen; etwas Anderes begehrte ich nicht.

Dass das, was ich empfand, geschlechtliche Liebe war, wusste ich nicht, nur sagte ich mir, es wäre unmöglich, dass ich allein solche Reize verspüre.

Bis zum 15. Jahre hatte mich nie ein Weib erregt, da auf einmal, während ich mich eines Abends allein im Zimmer mit unserer Magd befand, verspürte ich dieselbe Begierde, wie manchen Knaben gegenüber; ich scherzte zuerst mit ihr, und als ich sah, dass sie gerne sich küssen liess, bedeckte ich sie mit Küssen; ich empfand eine Wollust wie ich sie jetzt nur selten verspüre. Mund auf Mund küssten wir uns, und nach etwa 10 Minuten erfolgte bei mir Pollution. So befriedigte ich mich 2—3mal die Woche, bald begann ich ein ähnliches Verhältniss mit einer unserer Köchinnen und noch anderen Dienstmädchen. Die Ejaculation erfolgte jeweils ungefähr nach 10 Minuten langem Küssen.

Unterdessen hatte ich Tanzstunden genommen; da zum ersten Male reizte mich ein feines Mädchen. Diese Liebe verschwand jedoch ziemlich bald, ich liebte dann noch ein anderes Mädchen, das ich nie kennen lernte, bei dessen Anblick ich aber eine ähnliche Anziehungskraft wie den Jünglingen gegenüber verspürte, nicht bloss die rein sinnliche brutale Gluth wie sonst Mädchen gegenüber. Mein Trieb zu den Mädchen war zu dieser Zeit auf den Höhepunkt gelangt, ungefähr ein gleicher Procentsatz Mädchen wie Jünglinge gefielen mir. Meine Sinnlichkeit befriedigte ich, wie oben erwähnt, durch Küssen der Magd unter erfolgender Pollution; so brachte ich die Zeit zwischen dem 16. bis 18. Lebensjahre zu. Durch Weggang unserer Mägde war mir die Gelegenheit meiner sinnlichen Befriedigung genommen.

Es kam eine Zeit von 2—3 Jahren, während welcher ich dem Geschlechtsgenuss entsagen musste, die Mädchen gefielen mir überhaupt weniger, auch schämte ich mich jetzt, grösser geworden, mit Mägden mich abzugeben.

Eine Maitresse mir anzuschaffen, war mir nicht möglich, denn ich war trotz meines Alters von meinen Eltern streng beaufsichtigt und kam nur wenig mit Jünglingen zusammen, so dass ich nur wenig Selbstständigkeit besass. Mit dem Abnehmen des Triebes zu den Weibern nahm die Anziehungskraft der Jünglinge zu.

Da ich sehr viele nächtliche Pollutionen seit dem 16. Jahre hatte, unter Träumen theils von Weibern, theils von Männern, die mich sehr schwächten und mich ganz deprimirten, wollte ich durchaus denselben durch normalen Coitus ein Ende machen.

Skrupel jedoch und der Glaube, Dirnen reizten mich nicht, hielten mich bis zum 21. Jahre von dem Bordell zurück. 2—3 Jahre kämpfte ich einen täglichen Kampf (hätte es jedoch Männerbordelle gegeben, keine Skrupel hätten mich gehindert hinzugehen). Endlich ging ich in's Bordell; ich brachte es nicht einmal zur Erection, einerseits weil mich das Mädchen, obgleich es selten frisch und hübsch für eine Bordelldirne war, nicht reizte, namentlich aber, weil es mich nicht auf den Mund küssen wollte. Ich war äusserst niedergeschlagen und glaubte mich impotent; 3 Wochen darauf besuchte ich eine andere Dirne, diese brachte mich sofort durch ihren Kuss in Erection, sie war von drallen Formen, breiten Lippen, viel sinnlicher als die erste. Schon nach 3 Minuten führte das blosse Küssen Mund auf Mund zur Ejaculation (natürlich ante port.). So machte ich erst, nachdem ich ungefähr 7mal bei Dirnen gewesen war, Versuche zum Coitus zu gelangen.

Das eine Mal kam ich entweder gar nicht zur Erection, weil das Mädchen mich kalt liess, das andere Mal ejaculirte ich zu frühzeitig. Ueberhaupt hatte ich die ersten Male geradezu ein wenig Ekel, penem introducere, und auch nachdem mir normaler Coitus gelungen war, spürte ich keinen Reiz durch denselben. Die Wollustbefriedigung geschieht durch Küsse auf den Mund, dieses allein ist für mich das Wichtigste, der Coitus nur etwas Secundäres zur intimeren Umarmung dienend. Blosser Coitus, auch wenn das Weib mich noch so sehr reizte, wäre mir ohne küssen gleichgiltig; ja meistens legt sich die Erection, oder entsteht nicht, wenn das Weib nicht auf den Mund küssen will. Aber ich kann nicht jedes Weib küssen, sondern nur solche, deren Gesicht mich anreizt, eine Dirne, die mir schon beim Anblicke zuwider ist, bringt mich durch alles Küssen, das mich von ihr dann nur anekelt, nicht in Gluth.

So besuche ich seit 4 Jahren, ungefähr alle 10—14 Tage, Bordelle; nur selten misslingt mir noch der Coitus, da ich mich kennen gelernt habe und sofort bei Wahl der Dirne weiss, ob sie mich erregen oder kalt lassen wird. Allerdings ist gerade in letzter Zeit es wieder vorgekommeu, dass ich glaubte, das Weib würde mich reizen und doch dann jede Erection fehlte. Dies traf namentlich zu, wenn ich zu sehr die Tage vorher den Drang zu Männern mit Gewalt hatte unterdrücken müssen.

In den ersten Zeiten, als ich in's Bordell ging, war die Wollustempfindung eine sehr geringe, nur ganz wenige Male hatte ich wahre Lust (wie früher beim Küssen). Jetzt dagegen empfinde ich meist starke Wollustempfindung. Einen besonderen Reiz haben für mich die ordinären Lupanarien, denn in letzter Zeit übt die Gemeinheit der Weiber, der dunkle Eingang, der fahle Schein der Laternen, die ganze Umgebung einen besonderen Reiz auf mich aus, namentlich wohl deshalb, weil unbewusst meine Sinnlichkeit durch den an solchen Orten häufigen Verkehr von Soldaten angestachelt wird und gleichsam dem Weib einen gewissen Reiz verleiht.

Finde ich dann ein Weib, dessen Gesicht mich erregt, so kann ich sehr stark Wollust empfinden.

Ausser den Dirnen könneu meine Begierden erregen namentlich: Bauernmädchen, Mägde, Arbeiterinnen, Mädchen aus dem Volke, überhaupt solche in ordinärer Kleidung.

Rothe Farbe der Wangen, dicke Lippen, dralle Körperformen gefallen mir insbesondere. Feine Damen und Fräuleins lassen mich ganz gleichgiltig.

Meine Pollutionen sind meist ohne Wollustempfindungen, oft unter Träumen von Männern, äusserst selten, fast nie von Weibern. Wie aus letzterem hervorgeht, besteht immer noch, trotz regelmässigem Coitus, mein Trieb zu den Jünglingen. Ja ich kann sagen, er hat nur zugenommen und zwar in bedeutendem Masse. Sind mir sofort nach dem Coitus die Mädchen ganz reizlos, so könnte der Kuss eines sympathischen Weibes mich sofort wieder in Erection bringen; gerade in den ersten Tagen nach dem Coitus scheinen mir die Jünglinge am begehrenswerthesten.

Ueberhaupt befriedigt der geschlechtliche Umgang mit Weibern nicht mein ganzes sinnliches Bedürfniss. Ich habe Tage, wo ich mich in häufiger Erection befinde unter gewaltigem Drang zu Jünglingen, dann kommen ruhigere Tage mit Momenten vollständiger Gleichgiltigkeit gegen jedes Weib und latentem Trieb zu Männern.

Zu grosse sinnliche Ruhe macht mich andernfalls wieder traurig, namentlich wenn solche Ruhe auf Momente unterdrückter Erregung folgte, und erst wenn der Gedanke an geliebte Jünglinge mir wieder Erectionen verursacht, fühle ich mich wieder in gehobener Stimmung. Die Ruhe schlägt dann wieder in grosse Nervosität um, ich fühle mich bedrückt, habe zuweilen Kopfschmerzen (namentlich nach zurückgedrängter Erection), diese Nervosität steigert sich sehr oft zu nicht zu bezähmender Unruhe, die ich dann durch den Coitus zu stillen suche.

Eine wesentliche Aenderung in meinem Sexualleben ist voriges Jahr vor sich gegangeu, indem ich zum ersten Male Mannesliebe geniessen durfte. Mein Drang zu Jünglingen liess mir nämlich trotz genussreichem weiblichem Coitus (d. h. richtiger gesagt: genussreichem Küssen unter erfolgter Ejaculation) keine

Ruhe. Ich beschloss, in ein von vielen Soldaten besuchtes Bordell zu gehen und äussersten Falles einen Soldaten mir zu erkaufen. Ich hatte das Glück, sofort einen Gleichgesinnten zu treffen, der trotz viel tieferen Standes meiner in Charakter und Benehmen nicht unwürdig war. Was ich bei diesem Jüngling empfand (resp. noch empfinde), ist etwas Anderes als bei Weibern. Der sinnliche Genuss ist nicht grösser als bei Dirnen, deren Kuss und Umarmung mich ausserordentlich erregt; dagegen kann ich bei ihm jederzeit Wollust empfinden und besteht ihm gegenüber ein Gefühl, das bei Weibern mangelt. Leider habe ich ihn nur ungefähr 8mal umarmen und küssen können.

Trotzdem wir schon viele Monate getrennt sind, indem er in eine Garnison nach Ungarn versetzt wurde, haben wir uns nicht vergessen und stehen im regelmässigen Briefverkehr. Um ihn zu besitzen, wagte ich in ein Bordell zu gehen und dort ihn zu umarmen auf die Gefahr hin, verrathen zu werden.

Im Anfange unserer Bekanntschaft kam eine Zeit, wo ich nichts mehr von ihm hörte, da er seinerseits mich nicht für zuverlässig hielt.

Ich habe in diesen Wochen eine Qual und Pein ausgestanden, die mich in eine Niedergeschlagenheit und angstvolle Unruhe brachten, wie ich noch nie sie empfunden. Kaum einen Geliebten gefunden zu haben, um wieder ihm entsagen zu müssen, erschien mir die höchste Pein. Als wir Dank meiner Bemühungen wieder zusammenkamen, war meine Freude eine grenzenlose, ja ich war so aufgeregt, dass ich das erste Mal wieder bei seiner Umarmung trotz meiner sinnlichen Lust nicht zur Ejaculation gelangte.

Der geschlechtliche Umgang mit ihm bestand in Küssen und Umarmungen, auch durfte er mit meinem Penis spielen (während die Berührung desselben durch die Hand eines Weibes mir unerträglich ist und ich nie eine solche Berührung dem Weibe gestatte). Zu bemerken ist übrigens, dass ich beim Zusammensein mit dem Geliebten sofort in Erection gerathe, es genügt ein Händedruck, ja schon sein Anblick. Stundenlang bin ich des Abends mit ihm gegangen, keinen Augenblick überdrüssig seiner Gesellschaft trotz seiner mir inferioren socialen Stellung; mit ihm fühlte ich mich glücklich, die geschlechtliche Befriedigung bildete nur die Krönung unserer Liebe. Obgleich ich nun endlich den so lange gesuchten Gleichgesinnten gefunden hatte und ich endlich Mannesliebe geniessen durfte, bin ich Weibern gegenüber nicht unempfindlich geworden, und besuchte die Bordelle, wenn der Trieb zu gewaltig mich plagte. Ich hatte gehofft, diesen Winter in der Stadt des Geliebten zubringen zu können, leider war mir dies unmöglich und bin ich jetzt gezwungen, auf unabsehbare Zeit von ihm geschieden zu sein. Jedoch werden wir suchen, uns, wenn auch nur vorübergehend, zu sehen, und wenn auch nur 1 oder 2mal im Jahre, jedenfalls hoffe ich, dass in der Zukunft vielleicht wir wieder einmal länger zusammenkommen. So bin ich wieder für diesen Winter angewiesen, ohne gleichgesinnten Freund zu bleiben. Ich hatte mir zwar vorgenommen, der Gefährlichkeit wegen, entdeckt zu werden, nicht wieder auf die Suche nach anderen Urningen zu gehen, jedoch ist mir dies unmöglich, denn der geschlechtliche Umgang mit Weibern befriedigt mich nicht, dagegen wächst immer mehr meine Begierde zu Jünglingen. Ich fürchte mich manchmal vor mir selber, dass ich, indem ich bei allen Dirnen nachfrage, ob sie keinen Gleichgesinnten wüssten, einmal entdeckt werden könnte, trotzdem kann ich nicht ablassen, einen Jüngling meiner Empfindungsart zu suchen, ja ich weiss es, ich werde einen

Soldaten nöthigenfalls mir erkaufen, obwohl ich das Gewagte eines solchen Unterfangens klar mir zum Bewusstsein bringe.

Ich kann nicht mehr ohne Männerliebe bleiben, ohne eine solche werde ich ewig in Disharmonie mit mir selbst bleiben. Mein Ideal wäre es, in Umgang mit einer Reihe Gleichgesinnter zu kommen, obgleich ich schon zufrieden wäre, ungehindert mit einem Geliebten verkehren zu können. Weiber könnte ich leicht entbehren, wenn ich regelmässige männliche Befriedigung hätte, jedoch glaube ich, dass ich zeitweise in längeren Zwischenräumen zur Abwechslung auch ein Weib umarmen würde, denn meine Natur ist eine vollständige Zwitterbildung in psychisch-geschlechtlicher Hinsicht (Weiber kann ich nur sinnlich begehren, lieben und sinnlich begehren kann ich nur Jünglinge). Gäbe es eine Ehe zwischen Männern, so glaube ich, würde ich eine lebenslängliche Gemeinschaft nicht scheuen, welche dagegen mit einem Weibe mir etwas Unmögliches scheint. Denn einerseits würde ich, auch wenn das Weib mich sehr reizte, diesen Reiz nach regelmässigem Verkehr sehr bald verlieren, und mir dann jeder Geschlechtsgenuss, wenn auch nicht unmöglich, so doch sicherlich genusslos sein, andererseits aber würde der Frau gegenüber die wahre Liebe fehlen, diese Anziehung, wie ich sie gegenüber geliebten Jünglingen verspüre, und die mir schon den blossen nicht sinnlichen Verkehr begehrenswerth erscheinen lässt. Eine stete Gemeinschaft mit einem Jüngling, der sonst in körperlicher Beziehung mir gefallen, aber auch in geistiger Hinsicht mit mir übereinstimmen würde, der alle meine Gefühle verstände, zugleich auch intellektuell meine Ansichten und Bestrebungen theilte, erschiene mir als höchstes Glück.

Die Jünglinge, die mir gefallen, müssen zwischen 18—28 Jahren ungefähr alt sein; mit eigenem zunehmendem Alter hat auch die Altersgrenze der mich reizenden Jünglinge zugenommen. Sonst können die verschiedensten Gestalten mir gefallen. Hauptrolle, wenn auch nicht fast ausschliesslich, spielt das Gesicht, mehr blonde als schwarze regen mich auf, bärtig dürfen sie nicht sein, bloss einen kleinen, nicht dicken Schnurrbart müssen sie haben, oder auch gar keinen. Im Uebrigen kann ich nur so viel sagen, dass gewisse Categorien von Gesichtern mir gefallen. Ausgeschlossen sind Gesichter mit grossen geraden Nasen, blassen Wangen, obgleich auch wohl hier Ausnahmen vorkommen. Soldatenregimenter schaue ich mit Wohlgefallen an, und mancher in Soldatenkleidung gefällt mir, der in Civilkleidung mich kalt liesse.

Ebenso wie bei Weibern oft eine gewisse ordinäre Kleidung (namentlich helle Jacken) mich reizt, zieht mich schon das Militärcostüm an. In Tanzlokale, gewöhnliche Schankwirthschaften, wo viele Soldaten sich aufhalten, zu gehen, in das Soldatengedränge sich zu mischen und die mir gefallenden Burschen zu Kuss und Umarmung zu gewinnen suchen, wenn auch in geistiger und gesellschaftlicher Beziehung jede Gemeinheit in Reden und Benehmen mir zuwider ist, diese Vermengung mit den Soldaten würde natürlich nur eine Erregung lediglich für die Sinnlichkeit sein.

Bei Jünglingen besseren Standes tritt die sinnliche Begierde weniger heftig in den Vordergrund.

Was ich von der Anziehungskraft gewisser Kleidungen sagte, ist nicht in dem Sinne zu verstehen, als ob dieselbe mich an und für sich erregte. Dieser Reiz bedeutet nur, dass die Kleidung dazu beitragen kann, den durch das Gesicht hervorgerufenen zu verstärken oder hervortreten zu lassen, während sonst vielleicht gerade dasselbe Gesicht mich nicht in dem Masse angezogen hätte. Das Gleiche kann ich sagen, nur in etwas anderer Bedeutung, vom Geruch der gerauchten Cigarren. Bei gleichgiltigen Personen ist mir der Cigarrengeruch eher zuwider als angenehm, dagegen bei geschlechtlich mir sympathischen erregend. Der Kuss der nach Cigarrenrauch riechenden Dirne erhöht den Reiz (namentlich auch deshalb, weil, wenn auch zum Theil unbewusst, ich durch denselben an Manneskuss erinnert werde). So habe ich den Geliebten auch gerade gern geküsst, wenn er eben geraucht hatte. (Zu bemerken ist, dass ich selbst nie eine Cigarre oder Cigarette geraucht habe, ja nicht einmal es jemals probirte.) Von Statur bin ich gross, schmächtig, das Gesicht ist männlich, das Auge unruhig, in der ganzen Gestalt habe ich oft etwas Mädchenhaftes. Meine Gesundheit lässt zu wünschen übrig, dieselbe ist wohl sehr beeinflusst von meiner geschlechtlichen Anomalie; wie schon früher erwähnt, bin ich sehr nervös, auch habe ich zeitweilig Anwandlungen von sogenannter Grübelsucht. Auch habe ich Zeitpunkte furchtbarer Depression und Melancholie, namentlich wenn ich mir die Schwierigkeit einer meiner Natur entsprechenden mannmännlichen Befriedigung vor Augen halte, namentlich auch dann, wenn ich geschlechtlich sehr erregt war und bei Unmöglichkeit mannmännlicher Befriedigung den Trieb überwand. In solchen Zuständen paart sich dann oft die Depression zugleich mit voller geschlechtlicher Wunschlosigkeit. Bei der Arbeit bin ich fleissig, nur oft flüchtig, da ich sehr zu schnellem, ja heftigem Arbeiten geneigt bin. Ich interessire mich sehr für Kunst und Literatur. Unter den Dichtern und Romanschriftstellern ziehen mich am meisten diejenigen an, welche raffinirte Gefühle, eigenthümliche Leidenschaften, ausgesuchte Eindrücke beschreiben; ein gekünstelter (oder überkünstelter) Styl gefällt mir. Ebenso in der Musik ist mir die nervöse, aufreizende Musik eines Chopin, Schumann, Schubert, Wagner etc. am zusprechendsten. Alles was in der Kunst nicht nur originell, sondern bizarr ist, zieht mich an.

Körperliche Uebung liebe ich nicht und pflege dieselbe auch nicht.

Von Charakter bin ich gutmüthig, mitleidig; trotzdem ich so viel mit meiner Anomalie zu leiden habe, fühle ich mich nicht unglücklich, dass ich Jünglinge liebe, sondern nur insofern, dass die Befriedigung solcher Liebe für unstatthaft gilt und namentlich, dass ich nicht ungehindert die Befriedigung erlangen kann. Dass die Männerliebe lasterhaft sei, kann ich selbst nicht empfinden, wohl aber begreifen, warum sie für ein Laster gilt. Da aber diese Liebe für verbrecherisch gilt, so werde ich zwar durch Befriedigung derselben in Harmonie mit mir selber, nie aber mit der Welt unserer Zeit sein, und notwendigerweise auch deshalb immer etwas missgestimmt sein; um so mehr als ich ein offener, jede Lüge hassender Charakter bin. Diese Pein, immer Alles in mir verbergen zu müssen, hat mich dazu gebracht, einigen wenigen Freunden, von deren Schweigsamkeit und zugleich von deren Verständniss ich sicher bin, meine Anomalie zu gestehen. Trotzdem manchmal meine Lage mir traurig erscheint, wegen Schwierigkeit der Befriedigung und der allgemeinen Missachtung der Männerliebe, bin ich oft geradezu ein wenig eitel, solche anomale Gefühle zu haben. Heirathen werde ich natürlich nie, dies erscheint mir gar kein Unglück, obgleich ich das Familienleben liebe und bis jetzt nur in meiner Familie meine Zeit verlebt habe. Ich lebe der Hoffnung, dass ich später dauernd einen Geliebten haben werde, einen solchen muss ich bekommen, sonst schiene mir die Zukunft grau und öde, und alle Ziele, denen man gewöhnlich nachjagt, Ehre, hohe Stellung etc., nur eitel und anziehungslos.

Sollte sich diese Hoffnung nicht erfüllen, so weiss ich, dass ich nicht im Stande wäre, später mit Freudigkeit meinem Beruf mich hinzugeben und ich wäre im Stande, Alles hintanzusetzen, um Männerliebe zu erringen. Moralische Skrupel mache ich mir wegen meiner anomalen Neigung nicht mehr, habe mir überhaupt nie deswegen Sorge gemacht, weil ich zu Jünglingen mich hingezogen fühle. Ueberhaupt beurtheile ich Moralisches und Unmoralisches eher nach meinem Gefühl, als nach festen Principien, indem ich noch immer im Skepticismus befangen bin und noch nicht zu einer festen Weltanschauung mich durchgearbeitet habe. Schlecht und unsittlich scheint mir bis jetzt nur was den Anderen schadet, was ich selbst mir nicht zugefügt haben wollte und in dieser Richtung kann ich sagen, suche ich so wenig wie möglich in die Rechte Anderer einzugreifen, und bin ich im Stande, über eine Anderen zugefügte Ungerechtigkeit lebhaft mich zu empören. Wie dagegen die Liebe zu Männern etwas Unsittliches sein sollte, weiss ich nicht; zwecklose Bethätigung des Geschlechtstriebes (wenn das Unmoralische in dem Zwecklosen, Widernatürlichen gesehen werden soll) ist ebenso beim Verkehr mit Dirnen, ja selbst in der Ehe beim Gebrauch von Schutzmitteln gegen Zeugung vorhanden, und scheint mir der geschlechtliche Verkehr mit Männern auf gleiche Stufe mit jedem geschlechtlichen Umgang, der nicht Zeugung bezweckt, gestellt werden zu müssen. Ob aber nur eine Geschlechtsbefriedigung moralisch sein soll, die diesen Zweck verfolgt, dies scheint mir fraglich. Allerdings ist eine nicht auf Zeugung gerichtete Geschlechtsbefriedigung der Natur entgegen, ob aber eine solche nicht anderen, uns unbekannten Zwecken dient, das ist ungewiss, und selbst wenn sie zwecklos wäre, so ergibt sich nicht ihre Verwerflichkeit (indem gar nicht feststeht, dass der Massstab einer moralischen Handlung ihre Zweckmässigkeit sei).

Dass das jetzige Vorurtheil verschwinden wird, dessen bin ich sicher und gewiss, dass einst solchen Individuen, die mannmännliche Liebe verspüren, das Recht ungehinderter Liebe zuerkannt wird. Man denke übrigens für die Möglichkeit solcher Anerkennung nur an die Griechen und die damaligen Freundschaften, die doch nichts Anderes als Geschlechtsliebe waren, man denke daran, dass trotz solcher widernatürlicher Unzucht, die von den grössten Geistern geübt wird, noch heute in geistiger und ästhetischer Beziehung die Griechen als unerreichte Muster genannt und zur Nachahmung empfohlen werden.

Ich habe schon daran gedacht, durch den Hypnotismus meine Anomalie heilen zu lassen. Wenn derselbe, woran ich zweifle, auch etwas ausrichten könnte, so müsste ich gewiss sein, dass ich wirklich dauernd weibliebend würde. Denn wenn ich auch mit Männern mich nicht befriedigen kann, so will ich doch lieber diese Fähigkeit zu überschwänglicher Wollust und Liebe, wenn auch unbefriedigt, empfinden, als ganz empfindungslos sein. So bleibt mir doch die Hoffnung, dass ich auch Gelegenheit finden werde, einst die mir erwünschte, mich glücklich machende Liebe zu befriedigen, während ich eine blosse Absuggerirung der homosexualen Gefühle ohne gleichzeitigen Ersatz äquivalenter heterosexualer nicht dem jetzigen Zustande vorziehen werde.

Schliesslich möchte ich gegenüber verschiedenen Aussprüchen von Urningen in den veröffentlichten Biographien bemerken, dass ich wenigstens es sehr schwer finde, die Gleichgesinnten zu erkennen.

Obwohl ich meine geschlechtlichen Anomalien ziemlich ausführlich geschildert habe, scheinen mir doch zum besseren Verständniss meines Zustandes noch folgende Bemerkungen von Wichtigkeit.

In letzter Zeit habe ich auf Immissio penis verzichtet und mich mit coitus inter femora puellae begnügt.

Ejaculation trat hiebei schneller ein als bei conjunctio membrorum, auch verspürte ich ein gewisses Wollustgefühl am Penis selbst. Wenn diese Art des geschlechtlichen Verkehrs mir ziemlich genehm war, so ist dies vielleicht zum Theile auch darauf zurückzuführen, dass bei dieser Art des Geschlechtsgenusses die Verschiedenheit des Geschlechtes ganz gleichgiltig ist, und ich wohl unbewusst an Mannesumarmung erinnert wurde. Doch wäre diese Erinnerung durchaus unbewusst, wenn auch dunkel empfunden, indem ich nicht, dank meiner Einbildungskraft, Genuss hatte, sondern unmittelbar durch das Küssen auf den Mund des Weibes.

Ich fühle, dass auch der Reiz, den Bordelle und Dirnen auf mich ausüben, anfängt zu verblassen, jedoch weiss ich ganz gewiss, dass stets gewisse Weiber durch ihren Kuss mich werden erregen können.

Aber in dem Masse begehrenswerth, dass ich im Stande wäre, irgend welche Schwierigkeiten zur Erlangung eines Weibes zu überwinden, ist mir kein einziges Weib und wird es nie eines sein, während selbst Gefahr von etwaiger Entdeckung und Schande nur schwer mich zurückhalten kann, Mannesumarmung zu suchen.

So habe ich mich dazu hinreissen lassen, in letzterer Zeit einen Soldaten bei einer Dirne mir zu erkaufen. Die Wollust war sehr gross, namentlich aber war das nachherige Gefühl der Befriedigung für mich erhebend. Ich fühlte die nächsten Tage gleichsam mich gestärkt (unter jederzeitiger Fähigkeit zur Erection) und, obwohl ich den Soldaten nicht mehr bis jetzt treffen konnte, verschafft mir doch der Gedanke, dass ich einen anderen mir zu erkaufen wagen werde, Beruhigung, jedoch zufrieden wäre ich erst ganz, wenn ich einen Gleichgesinnten meines Standes und meiner Bildung fände.

Ich habe noch nicht erwähnt, dass, während ein weiblicher Körper (ausser Gesicht) und weibliche Geschlechtstheile mich ganz kalt lassen (ein Betasten letzterer mit der Hand wäre mir ekelhaft), das Berühren des männlichen Gliedes bei dem Küssen Mund auf Mund mir erwünscht ist, ja sogar bei sehr sympathischem Manne ein Küssen desselben nichts sehr Ekelhaftes für mich hätte.

Onanie, wie schon erwähnt, wäre mir ganz unmöglich.

Beobachtung 3. Autobiographie. In Anbetracht dessen, dass meine Muttersprache die ungarische ist, bitte ich Sie, meine deutsche, vielleicht nicht immer richtige Schreibweise zu entschuldigen.

Ich bin Gutsbesitzer und gegenwärtig 41 Jahre alt.

Das wahrscheinlich Bemerkenswertheste in meiner Lebensgeschichte ist wohl der gewiss seltene Umstand, dass ich 34 Jahre alt wurde, ohne mich und meine Natur zu kennen. Wohl weiss ich mich aus meiner Jugendzeit darauf zu erinnern, dass mir der Beischlaf mit Mädchen nie denjenigen Genuss verschaffte, von dem mir meine Altersgenossen und Freunde mit so viel Wonne sprachen. Auch weiss ich bestimmt, dass von frühester Jugend auf mir meine Traumgebilde nur Männer zeigten; doch trotz alledem blieb ich gänzlich unaufgeklärt.

Ich war von frühester Jugeud auf ein Träumer und zur Melancholie geneigt. Auch fühlte ich ganz wohl, dass in mir etwas nicht richtig sei, war aber von dem Glauben beherrscht, dass ich wohl der Einzige sei, der meiner damaligen Meinung nach so unnatürlich fühlt, und hütete mich aus diesem Grunde, selbst meinen intimsten Freunden gegenüber etwas von meinen sonderbaren Gefühlen zu verrathen.

Dabei ging ich — wie meine Altersgenossen — von Zeit zu Zeit zu Mädchen, führte den Beischlaf mit ihnen ohne Horror, doch auch ohne beseligenden Genuss aus. Auch hatte ich mit verschiedenen Mädchen und Frauen ernste Liebesverhältnisse, wobei wahrscheinlich — wie ich mir jetzt die Sache erkläre — von meiner Seite Freundschaft, von ihrer Seite aber Liebe sich verbanden. Ein Mädchen, dessen wahre Liebe ich nicht nach Gebühr erwiderte, wurde deswegen irrsinuig. Eine Frau, mit der ich in meinem 25. Jahre ein sträfliches Verhältniss pflog, liess sich aus Liebe zu mir von ihrem Manne scheiden und verbitterte mir hernach lange Zeit das Leben, weil ich mich weigerte, sie zu heirathen. Zwei Jahre hernach machte ich Bekanntschaft eines mir sympathischen Mädchens und entschloss mich zur Heirath.

Ich liebte meine Frau im Anfange wahr und aufrichtig, kam meiner Gattenpflicht getreu nach und wäre wahrscheinlich bis zu meinem Lebensende unaufgeklärt oder uncntdeckt geblieben, wenn meine Ehe glücklich gewesen wäre; sie war es aber nicht. Meine Frau war nervös und quälte mich ohne jeden Grund so schrecklich, dass sich unsere übrigens kinderlos gebliebene Ehe auflöste.

Um diese Zeit herum spielte sich in B . . . . . die Herrschertragödie ab, und die damals in den Journalen erschienenen mehr-minder pikant glossirten Mittheilungen öffneten mir zuerst ein wenig die Augen.

Mehr und mehr fühlte ich in mir den unwiderstehlichen Wunsch, einen jungen Mann an mich zu drücken und ihn küssen zu können, doch wo ihn finden?

Da wollte es das Schicksal, dass ich auf einer Reise einmal spät Abends in einem Pissoir die verlangenden Blicke eines mir ziemlich sympathischen Mannes gewahrte. Dieser Moment entschied für mein ferneres Leben.

Einige Minuten später waren wir bekannt; was ich aber damals fühlte, lässt sich durch meine schwache Feder nicht beschreiben. Wie als wenn ich nach langem Schlafe erwacht wäre. Er glaubte mir's natürlich nicht, dass ich's das erste Mal in meinem Leben that und sagte mir gauz offen, es wäre fade Interessantmacherei.

Ich war aber aufgeklärt und wusste, dass ich nicht vereinzelt dastehe und hatte nur mehr einen Gedankeu, die mir bisher verschlossen gebliebenen Mysterien meines Geschlechts kennen zu lernen.

Theils Zufall, theils Ungeschicklichkeit liessen mich im Anfange nur Sujets finden, deren gesellschaftliche Stellung und Bildung weit unter mir waren. Ich bekam Ekel vor mir selbst, verachtete mich und dachte an Selbstmord. Vergebens war alles Bemühen zurückzuschwenken; ich konnte mich nicht mehr überwinden, um den Beischlaf mit Frauen auszuführen und fühlte mich im Bewusstsein eines eingebildeten moralischen Defekts ungemein deprimirt.

Dies dauerte aber nur so lange, bis mir das Schicksal einen wirklich intelligenten und aufrichtigen Freund zuführte, der meine Unwissenheit gänzlich aufklärte, mir bezügliche Bücher zu lesen gab und mich in all' die nöthigen Geheimnisse einweihte. Ich schloss mich ihm in inniger Freundschaft an, und erfreue mich dieser noch heute, obgleich das Verlangen nach gegenseitigem Besitze schon nach einigen Wochen aufhörte. Ich befand mich nun in einer neuen Welt; ich hörte von so Vielen, die Alle so fühlten, wie wir beide und dabei froh und lebenslustig wären. Die Selbstmordgedanken wichen und ich stürzte mich mit Wohlbehagen in die mir bisher unbekannt gebliebenen Genüsse.

Es dauerte nicht lange und ich war mit all' den Schicksalsgenossen meiner Vaterstadt mehr oder weniger bekannt und befreundet. Seitdem sind 4 Jahre verstrichen; mit wie vielen ich seitdem die höchste Wonne genossen, könnte ich nicht mehr sagen; nur scheint es mir heute ganz unglaublich, dass ich so lange unaufgeklärt, wie im Traume gelebt. Mit Frauen könnte ich keinen Beischlaf mehr ausüben, habe es auch nie mehr versucht.

Würde mich nicht fortwährend die Furcht quälen, entdeckt zu werden, so würde ich mich, wenn auch nicht glücklich, so doch immerhin wohler fühlen als zuvor.

Ich fühle mich ausschliesslich zu jungen, nett gekleideten und nur mit Schnurrbart versehenen Leuten hingezogen. Solche, die einen Vollbart tragen, oder bereits das 30. Jahr überschritten, sind mir gänzlich gleichgiltig: ich bemerke sie gar nicht.

Seit einem Jahre beglückt mich ein junger Freund, ohne selbst diese Natur zu besitzen, lediglich aus Sympathie, entstanden durch verschiedene ihm geleistete Dienste von meiner Seite. Diesen liebe ich platonisch, das heisst ich berühre und küsse ihn, wobei es bei mir zur Ejaculation kommt, ohne dass er davon eine Ahnung hätte.

Bei anderen, von uns „vernünftig“ genannten jungen Leuten, befriedigte ich mich, indem ich den Coitus zwischen den Beinen nachahme. Päderastie erregt in mir ein Gefühl des Abscheues.

Ich staune, dass ich trotz meiner 41 Jahre und meines ziemlich gealterten Aussehens noch immer genug junge Schicksalsgenossen finde, die mir ganz uneigennützig zu gefallen streben.

Es mag wohl der Umstand dazu viel beitragen, dass mein ganzes Aeussere auch nicht im Geringsten mein Inneres verräth, und dass dies eine ebenso selten getroffene wie allgemein begehrte Eigenschaft ist.

Nur eine Fraueneigenschaft besitze ich, von der allerdings Niemand was weiss, ich besitze nämlich eine besondere Vorliebe zum Kochen und hätte es als Koch gewiss weit gebracht.

Was meine bisher gemachten Beobachtungen in Betreff meiner Schicksalsgenossen anbelangt, so muss ich bemerken, dass der grösste Theil aus schauderhaft oberflächlichen Menschen besteht, die ausschliesslich nur zum Klatsch, nicht aber zu einem ernsteren Gespräche taugen. Die meisten kommen gar nie zur Erkenntniss ihres Zustandes, haben nie über dergleichen auch nur ein Wort gelesen, sind aber beinahe ohne Ausnahme guten Herzens und von überaus weichem Gemüthe.

Dies ist die Regel, es gibt aber Ausnahmen. Hieher gehören Leute von unbedingt aussergewöhnlicher Geistesbildung.

Ich kenne jetzt das Gros von Wien und Budapest und kann behaupten, dass es wohl keinen Stand oder Gewerbe gibt, in dem wir nicht vertreten wären.

Wüsste ich, dass mein Zustand durch Suggestion heilbar wäre, gerne würde ich mich jedweder Marter unterziehen.

Ich bin übrigens gesund und wüsste von mir nichts Krankhaftes zu berichten.

Zum Schlusse erwähne ich noch, dass ich weder im unaufgeklärten, noch später im aufgeklärten Zustande onanirt habe, und dass sich mein relatives Wohlbefinden vielleicht auf diesen Zustand zurückführen lässt.

Ich glaube, Sie werden aus meiner Biographie die Ueberzeugung gewinnen, dass, wenn bei irgend Jemand, so ganz gewiss bei mir der Zustand angeboren ist. Von meinen Eltern, Grosseltern weiss ich leider gar nichts zu berichten, ich war schon mit 4 Jahren gänzlich verwaist. Nur so viel erfuhr ich, dass meine Mutter die 2. Frau meines Vaters war, und auch in dieser späten Ehe war ich das letzte Kind. Sollte sich einem dabei nicht die Idee aufdrängen, dass derlei Fälle vielleicht am ehesten dort entstehen, wo die Zeugungskraft des Mannes im Verhältniss zur Zeugungskraft des Weibes ein bedeutendes Minus aufweist? Ich kenne noch 2 Fälle, wo dies wirklich stimmt, wo nämlich der Vater im Vergleiche zur Mutter viel zu alt und abgelebt war. Da hätte dann aber das Kind viel zu viel von der Mutter und viel zu wenig vom Vater.

---

2. Homosexualität.

Beobachtung 4. Herr J., Kaufmann, 32 Jahre, ledig, stammt aus höchst neuropathischer Familie. Der Vater war ein aufgeregter, sehr reizbarer Mann, dessen Bruder war sexuell hyperästhetisch und starb an Paralyse der Irren; die Mutter und eine Schwester des Patienten sind nervenkrank, eine andere Schwester ist Idiot.

Schon als kleiner Junge will J. für Männer geschwärmt haben. Er spielte am liebsten mit Mädchen, hatte nur Sinn für weibliche Beschäftigung, niemals für männliche. Als Knabe und Jüngling träumte er nur von Männern, war erpicht auf den Anblick männlicher Genitalien und lungerte, um solcher ansichtig zu werden, in Pissoirs herum.

Mit 13 Jahren kam er von selbst zur Masturbation.

Das Weib hatte nie einen Reiz für ihn. Da er seine abnorme Sexualempfindung immer als etwas Krankhaftes, Unnatürliches erkannte, bemühte er sich redlich, den Coitus mit Weibern zu erzielen. Bei bezüglichen Versuchen befielen ihn Angst, Ekel, so dass er es nicht einmal zu einer Erection brachte, selbst wenn er mit geistigen Getränken sich zu stimuliren versuchte.

Konnte er des Anblicks männlicher Genitalien theilhaftig werden, so erzitterte er vor Wollust. Er schwärmte für junge Leute von 18—25 Jahren.

Durch erfundene Liebesabenteuer und Heuchelei suchte er seine Kameraden über seinen wahren Zustand hinwegzutäuschen.

Sein abnormer psychosexualer Zustand war ihm höchst peinlich. Er scheute sich, Aerzten und Angehörigen sich zu entdecken, hoffte gelegentliche Entdeckung und Züchtigung, um davon loszukommen. Er war oft ganz verzweifelt, half sich mit Masturbation faute de mieux, versuchte auch davon zu abstiniren, vermochte es aber dann vor Libido, Pollutionen und neurasthenischen Beschwerden nicht auszuhalten.

Sein mannmännlicher Verkehr bestand in mutueller Masturbation. Neuerlich trieb er auch Coitus buccalis. Päderastie wurde verabscheut. Ejaculation nur durch Nachhilfe des Socius, nie durch blosse Umarmung etc. 1886 wurde Patient wegen mutueller Onanie mit einem jungen Mann zu 8 Tagen verurtheilt. Dass er conträr sexual sei, ahnte Niemand. Er scheute sich, davon Erwähnung zu thun. Nach verbüsster Strafe gelang es ihm, einen Monat Männer zu meiden, indem er sich durch Automasturbation befriedigte. Sie genügte ihm nicht, schädigte ihn moralisch und physisch. So kam er wieder dazu, ein Verbrecher zu werden. Er beklagt dies tief, trägt sich mit dem Gedanken, seinen unbändigen perversen Trieb loszuwerden, indem er sich castriren lässt.

Er beneidet seinen verstorbenen Bruder um dessen Schicksal.

Patient macht den Eindruck eines höchst achtbaren und decenten Menschen. Er unterscheidet sich in nichts von jedem anderen Manne. Genitalien ganz normal.

Beobachtung 5. Herr Z., 48 Jahre, Banquier, stammt von hysteropathischer Mutter. Muttersmutter litt auch an Hysterie; deren sämmtliche Geschwister waren nervenleidend. Patient consultirte mich im Laufe des Jahres 1890 wegen hochgradiger allgemeiner Neurasthenie, von der ihm bisher Niemand habe helfen können, obwohl er alle möglichen Celebritäten consultirt habe. Freilich habe er bisher Niemand die wahre Ursache seines Nervenleidens gestanden. Es sei in Anomalien seiner Vita sexualis begründet, er habe ausschliesslich Personen des eigenen Geschlechtes gegenüber sexuelle Empfindungen. Noch niemals habe er ein Weib schön finden können. Schon vor dem 12. Jahre fühlte er sich zu Männern hingezogen. Mit 12 Jahren las er eine Corsarengeschichte, in welcher erzählt wurde, wie jeweils zwei Gefangene aneinander gefesselt worden waren. Diese Geschichte machte einen wollüstigen Eindruck. Er musste sich diese Situation beständig vorstellen und sehnte sich darnach, auch so an einen Knaben gebunden zu werden.

Mit 13 Jahren verführte ihn ein Lakai zu mutueller Onanie. Er ergab sich ihr mit seinem Verführer bis zum 16. Jahre. Da erkannte er, dass er in seinem sexuellen Fühlen abnorm geartet sein müsse. Herangewachsen bot er Alles auf, um in das „richtige Fahrwasser“ zu kommen. Im Besitz eines grossen Vermögens und in guter socialer Stellung, standen ihm die schönsten Weiber der Halbwelt zu Gebot. Niemals gelang ihm Coitus. Ekel und Erbrechen waren die Folgen forcirter bezüglicher Versuche, nach denen er sich moralisch vernichtet und physisch wie gerädert fühlte. Er versuchte es sogar, sich berauscht und mit geschlossenen Augen zum Akt mit dem Weibe zu zwingen, aber immer vergebens. Da liess er nun ab von solchen Versuchen und suchte sich durch allen möglichen Sport zu übertäuben. Wenn er mit Personen des eigenen

Geschlechts intim verkehren konnte, fühlte er sich moralisch gehoben und physisch wohl. Seine sexuelle Befriedigung finde er in mutueller Masturbation, gelegentlich in Coitus buccalis. In einer besonderen sexuellen Rolle, sei es als Mann oder als Weib, fühlte er sicb nicht beim sexuellen Akt. Nie betrafen seine Traumvorstellungen Weiber, immer nur Männer. Sympathisch sind ihm reife männlicbe Individuen von höherer Lebensstellung. Auf seinen Reisen durch halb Europa hat er nie Mangel an Männerliebscbaften gehabt. Wo er nur hinkomme, habe er Referenzen. Die Zahl der mannliebenden Männer sei so gross, dass sie eine Art geheimer Verbindung in allen Ländern darstelle. Der Urning scheue sicb, mit seinem Geliebten öffentlich zu erscheinen. Es sei Sitte in seinen Kreisen, dass man sich auf der Strasse geradezu ignorire.

Patient ist in hohem Grade neurastbenisch (cerebral, spinal, Platzfurcht, Schwindelanfälle u. s. w.), überdies bietet er einen beständigen Wecbsel von allerdings nur angedeuteten Depressions- und Exaltationsphasen.

Die Ursache seiner Neurasthenie findet Patient nicht in dem erzwungenen sexuellen Verkehr mit Weibern, den er seit vielen Jabren schon aufgegeben hat, auch nicht in sexuellen Orgien mit Personen des eigenen Geschlecbts, von denen er bei seiner grossen Potenz und Libido niemals schädigenden, eher wohlthätigen Einfluss verspürt habe, auch nicht in (selten und faute de mieux ausgeführter) Automasturbation, sondern wesentlich in der unerträglichen socialen Position, in welcher er durcb eine conträre Sexualempfindung seit vielen Jahren sich befinde. Unter Weinen schildert Patient seine endlosen moralischen Leiden, die Verstellung, welcbe er sich auferlegen müsse, um nicht entdeckt zu werden. Von Haus aus ein offener Charakter, sei er gezwungen, beständig zu heucheln. Sein ganzes Leben sei eine einzige Lüge und oft schon sei er dem Wahnsinn und dem Selbstmord nahe gewesen.

Es sei ihm gelungen, alle Welt zu täuschen. Er gelte als der grösste Roué. Bloss aus Heuchelei habe er an den raffinirtesten Orgien theilgenommen.

Seine Libido zum Manne sei noch sehr rege und seine Phantasie oft ganz entsetzlich.

Auf die Frage des Patienten, wie ihm zu helfen sei, konnte nur die Möglichkeit einer hypnotisch suggestiven Behandlung erwähnt werden.

Patient erwiderte darauf, er fühle seinen krankhaften Trieb als etwas so Angeborenes, Naturgesetzliches, dass er nicbt begreifen könne, wie es anders werden könne. Obwobl die conträre Sexualempfindung das Unglück seines Lebens sei, hänge er mit allen Fasern an diesem bischen Liebesglück. Er möchte nicbt ein Anderer werden, die süssen Erinnerungen einbüssen. Würde man ihm den Mann absuggeriren, so wäre er unglücklich. Er könne und wolle nicht „umsatteln", denn seine ganze Etbik u. s. w. habe sich aus dieser eigenartigen Sexualität heraus gebildet. Er mache sich aucb nichts daraus, Garçon zu bleiben. Eine hypnotische Behandlung habe für ihn nur Werth, wenn sie ihm Neigung zur Masturbation und seine allzugrosse Libido absuggeriren könnte.

Patient ist eine durchaus männliche, kraftvolle, distinguirte Erscbeinung. Skelet, Genitalien, Bartwuchs vollkommen normal. Auch im Charakter, Benehmen und Beschäftigungsweise zeigt sich nach keiner Richtung ein weiblicher Zug.

Beobachtung 6. W., 40 Jahre, ledig, Künstler, angeblich aus gesunder Familie, von einem Vater, der sexuell sehr bedürftig gewesen sein soll und 4mal verheirathet war, consultirte mich im Sommer 1890. Seine früheste sexuelle Erinnerung ist die, dass er, 7 Jahre alt, von einem Bedienten, gleichwie sein älterer Bruder, zur Masturbation verführt wurde. Während dieser dem Laster bald entsagte, verblieb P. dabei. Schon im 13. Jahre verliebte er sich in junge Männer, während Frauenzimmer weder damals noch in der Folge den geringsten Eindruck auf ihn machten. Als junger Mensch versuchte er wiederholt Coitus, brachte es aber nicht einmal zu einer Erection. Im Umgang mit sympathischen Männern (P. empfindet nur für junge Leute von 18—22 Jahren) trat diese jeweils mächtig auf. P. trieb mit ihnen mutuelle Onanie, faute de mieux Automasturbation. Die Ejaculatio erfolgte meist sehr früh und unter grossem Wollustgefühl.

Vor einigen Jahren verliebte er sich in einen jungen Mann und war von heftiger Eifersucht gefoltert, als dieser nichts von ihm wissen wollte und sich dem weiblichen Geschlecht zuwandte.

P. hielt seine sexuelle Anomalie für angeboren, ergab sich darein, fühlte sich in seiner Situation nur insofern unglücklich, wenn er seine Neigungen verbergen, seine Triebe unterdrücken musste oder keine Gegenliebe fand. Da sei er dem Selbstmord oft sehr nahe gestanden. In den letzten Jahren habe er erkannt, dass das nicht die wahre Liebe sei, die er empfinde. Er entsagte nun der mannmännlichen Liebe wie auch der Automasturbation und wandte sich an einen hervorragenden Arzt, der die c. S. des P. für eine erworbene, Abstinenz für ausreichend zur Genesung hielt und das baldige Erwachen heterosexualer Empfindungen und Dränge in Aussicht stellte.

Diese Aussicht erfüllte sich vorerst nicht.

P. betrachtet seine Heilung als eine Erlösung. Seitdem er gehört habe, dass solche Zustände mitunter heilbar seien, sei ihm der seinige unerträglich. Solange er ihn für angeboren und unheilbar gehalten, habe er sich in sein Schicksal ergeben.

P. ist eine durchaus männliche, unauffällige Persönlichkeit, ohne Degenerationszeichen. Das Becken ist männlich, die Genitalien sind normal, der Penis auffallend gross. Gesicht und Schamtheile sind stark behaart. P. bietet in Charakter und Benehmen durchaus männliche Züge. In einer besonderen geschlechtlichen Rolle will er sich Anderen gegenüber nie gefühlt haben.

P. wurde angewiesen, sich einer hypnotischen Behandlung zu unterwerfen.

Beobachtung 7. Conträre Sexualempfindung bei einem Weibe. S. J., 38 Jahre, Gouvernante, suchte ärztlichen Rath bei mir wegen eines Nervenleidens. Der Vater war vorübergehend geisteskrank und starb an einer Gehirnkrankheit. Patientin ist das einzige Kind, litt schon in frühen Jahren an Angstgefühlen und quälenden Vorstellungen, z. B. dass sie im Sarge, nachdem dieser geschlossen, erwachen werde, dass sie bei der Beichte etwas vergessen, unwürdig communiciren könnte. Sie litt viel an Kopfschmerzen, war immer sehr erregt, schreckhaft, hatte aber gleichwohl einen Drang, aufregende Dinge, z. B. Leichen, zu sehen.

Schon in den frühesten Kinderjahren war Patientin sexuell erregt und kam ohne alle Verführung zur Masturbation. Die Menses traten mit 14 Jahren ein, in der Folge jeweils von colikartigen Schmerzen, heftiger sexueller Erregung, Migräne und geistiger Verstimmung begleitet. Ihren Drang zur Masturbation lernte sie vom 18. Jahre ab zu unterdrücken.

Patientin hat niemals Neigung zu einer Person des anderen Geschlechts gefühlt. Wenn sie an Ehe dachte, so geschah dies nur, weil sie sich eine Versorgung durch Heirath dachte. Hingegen fühlte sie sich mächtig zu Mädchen hingezogen. Sie hielt solche Neigung Anfangs für Freundschaft, erkannte aber aus der Innigkeit, mit welcher sie an solchen Freundinnen hing und aus der tiefen Sehnsucht, die sie fortwährend nach denselben empfand, dass diese Gefühle doch mehr als Freundschaft waren.

Patientin findet es unbegreiflich, dass ein Mädchen einen Mann lieben könne, dagegen verstehe sie es wohl, dass dies einem Manne einem Mädchen gegenüber möglich sei. Für schöne Mädchen und Frauen habe sie sich stets lebhaft interessirt, sei durch deren Anblick mächtig erregt worden. Ihre Sehnsucht sei immer gewesen, solche liebe Geschöpfe zu küssen und zu umarmen, Geträumt habe sie nie vom Manne, sondern nur von Mädchen. Im Genuss des Anblicks solcher zu schwelgen, sei ihr Wonne gewesen. Die Trennung von solchen „Freundinnen“ habe sie jeweils desperat gemacht.

Patientin, deren äussere Erscheinung eine durchaus weibliche und höchst decente ist, will sich nie in einer besonderen Rolle Freundinnen gegenüber gefühlt haben, auch nicht in beseligenden Träumen. Weibliches Becken, grosse Mammae, keine Andeutung von Bart im Gesicht.

---

3. Effeminatio und Viraginität.

Beobachtung 8. Herr Y., 30 Jahre, ledig, Beamter, erklärt, von gesundem Vater abzustammen. Seine Mutter habe er nicht gekannt. Schon mit 10 Jahren fühlte er sich mächtig zu Männern hingezogen. Er liebte es damals, sich als Mädchen zu kleiden, mit Mädchen, Puppen u. dergl. zu spielen. Mit 12 Jahren gelangte er zur Masturbation, als er einen Kameraden diesem Laster fröhnen sah. Als Jüngling begann er mit Männern zu kokettiren. Wurde er eines sympathischen Mannes ansichtig, so stellte sich mächtige Erection ein. Dem Weib gegenüber empfand er Horror. Versuchte er Coitus, so brachte er es nicht einmal zur Erection, auch nicht, wenn die Puella ihn masturbirte. Kam es zur Ejaculation, so empfand er Schmerz statt Wollust. Früh verzichtete er deshalb auf sexuellen Verkehr mit dem Weibe.

Patient erklärte bei der Consultation, er sei in einer verzweifelten Lage und dem Selbstmord nahe, da er sterblich verliebt in einen Mann sei und dieser ihn ignorire und den Weibern die Cour mache.

Patient perhorrescirt mannmännliche Liebe. Er habe noch gar nie darüber nachgedacht, was er mit einem Manne anfangen könnte. Er möchte lieber zu Grunde gehen, als sich an einem solchen befriedigen. Gleichwohl gerathe er ausser sich vor Wollust, sobald er eines membrum virile ansichtig werde. In wollüstigen Träumen habe er immer nur nackte Männergestalten gesehen, nie weibliche. Seine sexuelle Befriedigung war bisher ausschliesslich Masturbation. Pollutionen habe er nie gehabt, wohl aber eine Art Spermatorrhöe beim Stuhl, wenn er längere Zeit von Onanie abstinirte.

Patient glaubt, dass er ein Mann mit weiblichem Gehirn sei. Diese Meinung sei in ihm selbst entstanden. Sein Hochgenuss war, auf Costümbällen in weiblicher Kleidung zu erscheinen. Er empfindet Scheu, vor Männern sich zu entkleiden.

Patient hat reichlichen Bartwuchs und ist auf den ersten Blick nicht auffällig.

Er kann als hübscher Mann gelten, aber seine Gesichtszüge haben etwas Sanftes, Weiches, mehr dem weiblichen Typus sich Näherndes. Sein Benehmen ist männlich, jedoch perhorrescirt er Trinken und Rauchen. Der Körper ist fettreich, das Becken breit, entschieden weiblich. Spärlicher Haarwuchs ad genitalia. Der rechte Hoden ist durch Vereiterung (orchitis post typhum) atrophisch, der linke gut entwickelt. Die Genitalien sind im Uebrigen wohlgebildet. Patient versichert, es gebe Leute, die sein Aussehen etwas weiblich fänden.

Er verlangte Rath und Hilfe bezüglich seiner sexuellen Anomalie und zeigt eine volle Einsicht in seine schiefe sociale Position. Vor hypnotischer Behandlung hat er Scheu. Gleichwohl möchte er sexuell umgewandelt werden. Blosse Unempfindlichmachung dem Manne gegenüber würde ihm nicht genügen. Endlich entschliesst sich Patient zu hypnotischer Behandlung, aber Hypnose gelingt in keiner Weise.

Beobachtung 9. Autobiographie. I. Abstammung: Ich stehe jetzt in meinem 23. Lebensjahre; als Beruf habe ich mir das Studium der Technik erwählt, woran ich vollkommene Befriedigung finde. Ich habe nur leichte Kinderkrankheiten durchgemacht, während meine zwei Geschwister, die jetzt völlig gesund sind, schwere zu überstehen hatten. Meine Eltern leben beide und gehört mein Vater dem Advokatenstande an. Er wie meine Mutter ist, wie man zu sagen pflegt, stark nervös überreizt. Mein Vater besass zwei Geschwister, die aber jung starben.

II. Meine Person selbst: Was nun zunächst meine körperlichen Eigenschaften angeht, so bin ich von robuster Figur, ohne besonders hübsch gebaut zu sein; Augen grau, Haare blond. Behaarung und Bart dem Geschlecht und Alter entsprechend. Brustdrüsen und Geschlechtswerkzeuge sind normal entwickelt. Der Gang ist fest, fast schwerfällig, die Haltung nachlässig. Auffallend ist, dass die Breite des Beckens derjenigen der Schultern völlig gleich ist.

Von Natur bin ich geistig gut beanlagt. Sogar „vorzüglich“ sind meine Anlagen in einem meiner Zeugnisse genannt. Mein Examina bestand ich, ohne mich dessen rühmen zu wollen, mit Auszeichnung und besitze ich Interesse für Alles, was das Wohlergehen der Menschheit angeht, für Wissenschaften, Kunst, Industrie. Meiner Energie wird es verhältnissmässig leicht, die Befriedigung meiner Bedürfnisse, die weiter unten zu beschreiben sind, auf eine gelegene Zeit zu verschieben. Ich verdamme mit Absicht und Bewusstsein die heutige Moral, die geschlechtlich Abnormale zu Vergehen gegen willkürliche Gesetze zwingt und halte geschlechtlichen Umgang zweier Personen desselben Geschlechts für in das Belieben des Einzelnen gestellt, ohne dass Gesetzgeber ein Recht auf Einspruch hätten. Aus meinen Studien habe ich die ernstesten Anregungen empfangen, auf Grund darwinistischer Anschauungen nach Carneri's Vorgang eine Moral aufzubauen, die zwar nicht mit der heutigen übereinstimmt, aber den Menschen zu erheben und im Sinne der Naturgesetze zu veredeln vermöchte.

Von Belastungszeichen dürfte sich bei mir nicht viel finden. Eine gewisse Ueberreiztheit ist vorhanden. Wichtig wäre vielleicht ein äusserst intensives Traumleben, das sich im Allgemeinen mit gleichgiltigen Dingen beschäftigt, niemals sogenannte wollüstige Bilder zum Sujet hat, höchstens sich mit weiblicher Kleidung und dem Anziehen derselben — was für mich allerdings ein Wollustgedanke ist — beschäftigt. Mitunter, namentlich bis zu meinem 16. Lebensjahre, steigerte es sich zum öftern bis zum Somnambulismus, oder sehr häufig, wie auch jetzt noch, zum lauten Reden im Schlaf.

Meine Neigungen: Die eben erwähnte abnormale Neigung ist das Grundprincip in meinem geschlechtlichen Fühlen. Habe ich mich weiblich gekleidet, so fühle ich volle Befriedigung. Eine eigenthümliche Ruhe und Wohlbehagen überkommen mich, die mir erlauben, eine leichtere geistige Thätigkeit dabei vorzunehmeu. Meine Libido auf Ausübung geschlechtlichen Verkehrs ist äusserst gering. Auch für die weiblichen Handarbeiten habe ich viel Sinn und Geschmack und babe ich mir Häkeln und Sticken ohne irgend welche Anleitung anzueignen gewusst und betreibe ich diese Fertigkeiten im Geheimen gern. Auch andere weibliche Arbeiten, wie Näben etc., besorge icb sehr gern, dass ich sogar zu Hause, wo ich meine Neigung völlig verborgen halte und mich vor Ausübung derselben hüte, dennoch durch unwillkürliche Bethätigungen das Lob, ein gutes Stubenmädchen abzugeben, öfters erwarb, ein Lob, dessen ich mich durchaus nicht schämte, das mich im Gegentheil mit heimlichem Stolze erfüllte. Aus dem Tanzen mit Frauen machc ich mir gar nichts, nur mit meinen Schulkameraden tanzte ich gern, wozu mir unser so eingerichteter Tanzunterricht Gelegenheit gab; doch war es nur dann ein Genuss, wenn ich dabei als Dame tanzen durfte. — Eine Menge von anderen Begierden und Träumereien, dic etwas Typiscbes zu besitzen scheinen, da sie den in der Psychopathia sexualis mitgetheilten täuschend ähnlich sehen, z. B. dcn Katafalkphantasien jenes jungen Offiziers, Balleteusenkleidung etc., übergehe ich . . . Im Uebrigen unterscheiden sich meine Neigungen nicht sonderlich von denen meines Gescblechts. Ich rauchc und trinke mässig, liebe Süssigkeiten sehr und mache mir nichts aus Leibesübungen.

III. Entwickelungsgeschicbte: Nach dieser kurzen Schilderung meiner Persönlichkeit kann ich dazu übergehen, eine entwickelungsgeschichtliche Analyse meines abnormalen Wesens zu geben. Sobald ich einigermassen selbstständig denken konnte und ich mich mit dem Unterschied der Geschlechter befasste, war es mein gebeimer und fester Wunsch, ein Mädchen zu sein. Ich glaubte sogar ein solches zu sein. Aber als ich gelegentlich des Badens bei anderen Knaben dieselbeu Geschlechtstheile sab, wurde mir die Unmöglichkeit meines Gedankens klar. Ich reducirte meine Wünsche nun und hoffte wenigstens, ein Hermaphrodit zu sein. Und da ich eine gewisse Scheu besass, Abbildungen oder Beschreibungen von Geschlechtstheilen näher anzusehen, so bestaud diese Hoffnung, obwohl ich reichlich Gelegenheit hatte, solche Schrifteu in die Hand zu nebmen, so lange, bis mich mein Studium zwang, mich mit dieser Sache näher zu beschäftigen. Während dieser Zeit las ich Alles, was ich über Zwitter erfahren konnte, sehnte mich, wenn, wie Zeitungen manchmal berichteten, eine Person weiblichen Geschlechts bisher männlich erzogen war und durch einen Zufall ihrem Geschlecht wieder zugeführt wurde, an deren Stelle. Meine erkannte Männlichkeit machte diesen Träumen ein Ende und erfüllte mich mit gar nicht besonderer Freude. Ich versuchte durch allmähligen Druck meine Geschlechtsdrüsen zu vernichten, doch liessen mich die Schmerzen bald davon abstehen. Nach äusseren Abzeichen des weiblichen Geschlechts geht auch jetzt noch meine Sehnsucht: nach einem hübschen Zopf, einer runden Brust, einer schlanken Taille.

Mit dem 12. Jahre bot sich mir zum ersten Male Gelegenheit, weibliche Kleidung anzulegen, und bald kam ich Abends darauf, das Bettzeug, Laken etc. nach Art weiblicher Röcke zu drapiren. Später als ich älter wurde, war es meine höchste Wonne, meiner Schwestern Kleider heimlich, wenn auch für wenige Minuten, unter steter Gefahr der Entdeckung, mir anzulegen. Zu meiner Freude durfte ich später einmal eine Frauenrolle bei einer Liebhaberaufführung übernehmen und soll ich dabei meine Parthie nicht übel durchgeführt haben. Seitdem ich als Student ein selbstständiges Leben führe, habe ich mir sofort weibliche Kleidung und Wäsche beschafft, die ich selbst in Ordnung halte. Wenn ich mir dann Abends — vor Entdeckung sicher — ein Stück nach dem anderen, vom Corsett bis zur Schürze und Armband, anlegen kann, bin ich völlig zufrieden und gebe mich einer ruhigen Thätigkeit innerlich vergnügt und schaffensfreudig hin. — Beim Bekleiden pflegt sich zunächst eine Erection einzustellen, die aber nie eine Ejaculation zur Folge hat, sondern sich bald wieder gibt. Auch äusserlich versuche ich dann, mich noch weiter dem weiblichen Geschlechte zu nähern, durch passendes Frisieren des Haares und Entfernen des Bartes, den ich auch am liebsten ausgerissen hätte.

IV. Geschlechtliche Neigungen: Wenn ich nun dazu übergehen soll, meine eigenen geschlechtlichen Neigungen zu schildern, so möchte ich zunächst im Allgemeinen darauf hinweisen, dass meine Geschlechtsreife normal eintrat, was ich aus den Pollutionen, Stimmwechsel etc. schliesse. Die Pollutionen finden auch jetzt noch regelmässig statt, alle 3 Wochen, selten öfter. Niemals empfinde ich bei denselben ein Wollustgefühl. Onanie habe ich niemals getrieben; ich kannte bis vor Kurzem von der Sache nur den Namen, habe mich erst durch die direkte Erkundigung darüber orientiren müssen, um selbst darüber klar zu werden. Ueberhaupt ist mir jede Berührung des erigirten Gliedes peinlich und schmerzlich, ohne irgend ein Wollustgefühl.

Dem Weibe gegenüber benahm ich mich früher sehr schüchtern, jetzt ruhig, wie Gleiche mit Gleichen verkehren. Eine direkte Erregung durch ein Weib in geschlechtlichem Sinne fand selten statt, aber wenn ich scharf zu analysiren versuche, so kommt es mir vor, als sei es nie ihre Person, als vielmehr allein ihre Kleidung gewesen. Ich verliebte mich in ihre Kleidung und der Gedanke, selbst solche zu tragen, war mir himmlisch. Also geschlechtliche Erregung fand nie, auch nicht in Bordellen, wohin ich von Freunden mitgeschleppt wurde, trotz der Zuschaustellung der denkbar möglichsten Ueppigkeit, auch Schönheit, statt. Aber freundschaftliche Gefühle erregten mein Herz für das weibliche Geschlecht. Ich malte es mir aus, wenn ich als Weib verkleidet unerkannt bei ihnen weilen und mit ihnen verkehren könnte, mit ihnen mich freuen könnte. Am ehesten Eindruck machen Mädchen auf mich, deren Brust noch nicht übermässig entwickelt ist, besonders solche, die kurze Haare tragen, da solche mir und meiner Anschauung am nächsten stehen. Einmal glückte es mir, ein Mädchen zu finden, das sich in seinem Geschlechte unglücklich fühlte. Wir schlosseu einen festen Freundschaftsbund mit einander und ergötzten uns oft an der Vorstellung, wenn wir beide unsere Lagen gegen einander austauschen könnten. Vielleicht ist es nicht unpassend und für die Charakteristik unwichtig, wenn ich folgendes noch mittheile: Als vor einigen Monaten die Geschichte einer ungarischen Gräfin durch die Zeitungen ging, die als Mann verkleidet geheirathet hatte, sich als Mann fühlte, da dachte ich allen Ernstes daran, mich ihr anzutragen, um so eine umgekehrte Ehe zu schliessen — ich als Weib, sie als Mann .... Beischlaf habe ich nie versucht, auch nie Sehnsucht darnach empfunden. Doch nahm ich mir vor, da ich voraussah, dass mir die nöthige Erection bei einem Weibe fehlen würde, dann einige Kleidungsstücke desselben mir anzulegen und meine, dass dann sicher der erwartete Erfolg eingetreten sein würde.

Was mein Benehmen männlichen Persouen gegenüber betrifft, so ist vor Allem hervorzuheben, dass ich während meiner Schulzeit die innigsten Freundschaften pflegte. Mein Herz war glücklich, wenn es dem Angebeteten einen kleinen Dienst erweisen konnte. Ich betete ihn wirklich mit Inbrunst an. Aber andererseits bereitete ich ihm beim geringsten Anlass die fürchterlichsten Eifersuchtsscenen. Während der Dauer der Feindschaft war mir zu Muthe, als könnte ich nicht leben und nicht sterben. Fand die Versöhnung statt, so war ich wieder für kurze Zeit der glücklichste Mensch. Auch Knaben suchte ich mir zu Freunden zu machen, die ich hätschelte, mit allerlei Süssigkeiten beschenkte und die ich gern geküsst hätte. — Obwohl nun meine Liebe stets platonisch blieb, so war es doch eine abnormale. Ein Ausspruch, den ich damals unbewusst über einen angebeteten älteren Freund that, beweist das: Ich hätte ihn so lieb, sagte ich, dass ich ihn am liebsten heirathen möchte. — Auch jetzt noch, wo ich wenig Verkehr pflege, bin ich leicht vernarrt in eine schöne männliche Gestalt, mit feinem Bart und klugen Zügen. Doch habe ich niemals eine mir gleich gestimmte Seele gefunden, der ich mich völlig entdecken könnte, um als Freundin bei ihm zu sein. Niemals versuchte ich meine Neigungen direkt zu bethätigen oder irgend eine Unklugheit in dieser Beziehung zu begehen. Den Besuch von Museen, wo nackte männliche Körper aufgestellt waren, unterliess ich schliesslich, da mich meine sich dann sicher einstellenden Erectionen im höchsten Grade belästigten. — Nach gemeinschaftlichem Schlafe mit einem Manne hatte ich mich manchmal im Stillen gesehnt, und fand auch Gelegenheit. Ich wurde von einem älteren, mir ziemlich unsympathischem Manne dazu aufgefordert. Wir schliefen zusammen; er betastete meine Geschlechtsorgane und trotzdem seine Person mir unsympathisch war, erfüllte mich ein höchstes Wonnegefühl. Ich empfand mich als ihm völlig hingegeben, mit einem Wort, ich empfand als Weib.

Darf ich dem Gesagten noch eine Schlussbemerkung anhängen, so möchte ich ausdrücklich bemerken, dass ich, obwohl mir meine abnormalen Neigungen bewusst sind, doch keine Aenderung derselben möchte. Ich habe nur Sehnsucht nach einer Zeit, wo ich bequemer und mit weniger Entdeckungsgefahr denselben nachgehen kann, um mir eine Freude zu bereiten, die Niemand schadet.

Beobachtung 10. Frl. Z., 31 Jahre, Künstlerin, kommt wegen neurasthenischer Beschwerden in die Sprechstunde. Sie erscheint auffällig durch grobe, mehr männliche Gesichtszüge, tiefe Stimme, kurzgeschnittenes Haar, Kleidung von mehr männlichem Zuschnitt, männliche Gehweise und selbstbewusstes Auftreten. Im Uebrigen ist sie durchaus Weib, mit ziemlich entwickelten Mammae, weiblichem Becken und ohne Behaarung im Gesicht.

Ausforschung bezüglich conträrer Sexualempfindung ergibt ein positives Resultat.

Patientin erzählt, dass sie schon als kleines Kind am liebsten mit Knaben spielte und zwar „Soldaten“, ferner „Kaufmann“, „Räuber“. Sie will sehr wild und ausgelassen bei diesen Knabenspielen gewesen sein, nie aber Sinn für Puppen, weibliche Handarbeiten gehabt haben, von denen sie nur das Gewöhnlichste (Stricken, Nähen) erlernte.

In der Schule habe sie gute Fortschritte gemacht, sich besonders für Mathematik und Chemie interessiert. Früh erwachte in ihr der Drang zur bildenden Kunst, zu welcher sie auch Begabung zeigte. Ihr höchstes Ziel war, eine bedeutende Künstlerin zu werden. Nie dachte sie in ihren Zukunftsträumen an ein eheliches Verhältniss. Als Künstlerin interessirte sie sich für schöne Menschen, aber nur Frauengestalten zogen sie eigentlich an, Männergestalten besah sie sich immer „nur aus der Ferne“ Sie konnte „Flittertand“ nicht leiden, es gefiel ihr immer nur „Mannbares“. Der gewöhnliche Verkehr mit Mädchen war ihr zuwider, weil deren Gespräche über Toiletten, Putz, Männerliebschaften u. dergl. ihr höchst fad und langweilig vorkamen. Dagegen hatte sie schon seit ihrer Kindheit schwärmerische Freundschaftsverhältnisse mit einzelnen Mädchen, schwärmte mit 10 Jahren für eine Schulkameradin, schrieb deren Namen überall hin. Seither hatte sie zahlreiche Freundinnen, mit denen sie sich „rasend“ küsste. Sie gefalle den Mädchen in der Regel gut wegen ihres burschikosen Auftretens. Sie mache Gedichte an ihre Freundinnen und könnte ihnen zu Liebe über Dächer klettern. Es sei ihr selbst sehr auffallend, dass sie sich vor Mädchen genire, besonders vor Freundinnen. Sie wäre nicht im Stande, sich vor solchen zu entkleiden. Je mehr sie eine Freundin liebe, um so mehr genire sie sich vor derselben.

Gegenwärtig habe sie ebenfalls ein solches Freundschaftsverhältniss. Sie küsse, umarme ihre Laura, mache ihr Fensterpromenade, erleide alle Qualen der Eifersucht, besonders wenn sie dieselbe mit Männern sich unterhalten sehe. Sie habe nur den Wunsch, allezeit mit dieser Freundin zu leben.

Patientin theilt mit, dass allerdings 2mal in ihrem Leben Männer einen Eindruck auf sie gemacht hätten. Sie glaube, dass wenn man sich ernstlich um sie beworben hätte, es zu einer Ehe gekommen wäre, denn sie habe Familienleben und Kinder sehr gerne. Wollte ein Herr sie besitzen, so müsste er sie sich erkämpfen, während sie sich lieber eine Freundin erkämpfe. Sie finde das Weib schöner, idealer als den Mann. In den seltenen Fällen, wo sie erotische Träume hatte, habe es sich immer um ein weibliches Wesen gehandelt. Von Männern habe sie nie geträumt.

Sie glaube nicht, dass sie jetzt noch einen Mann lieben könnte, denn die Männer seien falsch und sie selbst nervös und blutarm.

Sie halte sich für durchaus weiblich, aber sie bedauere, kein Mann geworden zu sein. Schon mit 4 Jahren sei ihr grösstes Vergnügen gewesen,

Knabenkleider anzuziehen. Sie habe entschieden einen männlichen Charakter, habe auch noch nie geweint. Ihre höchste Passion wäre Reiten, Turnen, Fechten, Kutschiren. Sie leide sehr darunter, dass Niemand aus ihrer Umgebung sie verstehe. Es sei ihr zu dumm, Weibersachen zu reden. Schon viele ihrer Bekannten hätten gemeint, sie hätte eigentlich ein Mann werden sollen.

Sinnlichen Temperaments will Patientin nie gewesen sein. Bei dem Umarmen von Freundinnen habe sie öfters ein eigenthümliches wollüstiges Gefühl verspürt. Umarmen und Küssen sei ihre einzige Freundschaftsbezeugung gewesen.

Patientin behauptet, sie stamme von einem nervösen Vater und einer verrückten Mutter, die als junges Mädchen in den eigenen Bruder rasend verliebt gewesen sei und ihn zur Flucht mit ihr nach Amerika zu bereden versucht habe. Der Bruder der Patientin sei ein höchst verschrobener eigenartiger Mensch.

Patientin bietet keine äusseren Degenerationszeichen, regelmässigen Schädel. Sie will die Menses mit 14 Jahren bekommen haben. Diese seien regelmässig, jedoch mit Schmerzen verbunden.

Beobachtung 11. Um meinen unseligen Krankheitszustand gleich mit dem richtigen Namen zu bezeichnen, will ich von vornherein bemerken, dass er alle Merkmale an sich trägt, die Sie in Ihrem Werke „Psychopathia sexualis“ als Effeminatio bezeichnen.

Ich bin nun 38 Jahre alt und habe Dank meiner Abnormität ein Leben hinter mir, so voll namenloser Qual, dass ich oft erstaunt bin, welch eine Leidenskraft dem Menschen gegeben ist. In letzter Zeit flösst mir das Bewusstsein der überstandenen Leiden eine Art von Selbstachtung ein, die allein im Stande ist, mir das Leben einigermassen erträglich zu machen.

Aber ich will mich nun bemühen, wahrheitsgetreu meinen Zustand zu schildern. Ich bin körperlich gesund, habe nie, so weit ich mich entsinnen kann, eine heftige Krankheit durchgemacht und stamme aus einer gesunden Familie. Freilich sind meine Eltern, beide, sehr erregbare Naturen, mein Vater von sogen. cholerischem, meine Mutter von sanguinischem Temperament, das eine starke Neigung zu düsterer Melancholie hat. Sie ist eine überaus lebhafte, durch Gutherzigkeit und thatkräftige Hilfe beliebte Frau, die jedoch ein starkes Anlehnungsbedürfniss und Mangel an Selbstvertrauen besitzt. Alle diese Eigenschaften waren auch bei ihrem Vater ausgeprägt. Ich hebe diesen Umstand hervor, weil man mir nachsagt, dass ich diesen beiden Personen nacharte, und was die beiden letzterwähnten Eigenschaften angeht, so kann ich selbst die Aehnlichkeit feststellen. Ich habe immer geglaubt, dass meine Liebe zum eigenen Geschlecht Auswüchse dieser Eigenschaften seien. Aber wenn ich auch Versuche machte, durch innere Erstarkung, durch Vorspiegelung eigener Tüchtigkeit dass Band zu zerreissen, dass mich mit magischer Gewalt zum Manne zieht, so bleibt doch noch immer ein Bodensatz übrig, den ich mir nicht aus dem Blute treiben kann. So weit mich meine Erinnerungen tragen, überall sehe ich diese räthselhafte, elementare Sehnsucht nach einem Geliebten. Freilich war ihre allererste Aeusserung grobsinnlicher Natur. Ich weiss nicht mehr, ob ich schon 10 Jahre alt war, als ich mich plötzlich an helllichtem Tage im Bette liegend dabei ertappte, wie ich durch Druck an meinen Geschlechtstheilen neue, berauschende Gefühle hervorrief, indem ich mir dabei starksinnliche Manipulationen durch einen Mann meiner Umgebung vorstellte. Erst viele Jahre hinterher erfuhr ich, dass das Onanie ist. In der ersten Zeit war ich so erschreckt und durch die Räthselhaftigkeit meines Hangs so verdüstert, dass ich damals meinen ersten Selbstmordversuch machte. Hätte ich ihn nur zur Ausführung gebracht! Denn nun folgte eine Reihe so heftiger Erschütterungen der Seele und des Körpers, dass sie sich wie eine Kette um mein Herz gelegt, es verengt, hart und roh gemacht haben. Um es gleich hier zu sagen, bis heute hat mich die Onanie nicht aus ihren Krallen gelassen, sie hat allen Versuchen, allen Anstrengungen Widerstand geleistet und meine Lust, ihr zu widerstehen, fast ganz gebrochen. 3 oder 4mal habe ich sie monatelang ganz gelassen, meist unter dem Einfluss seelischer Erregungen.

Im Alter von etwa 13 Jahren hatte ich meine erste Liebe. Heute schwebt mir vor, dass damals mein höchster Wunsch war, die frischen rothen Lippen meines Schulkameraden zu küssen. Es war eine Sehnsucht voll romantischer Träume. Heftiger wurde sie im Alter von 15 oder 16 Jahren, wo ich zum ersten Mal die wahnsinnigen Qualen der Eifersucht erlitt, die verzehrender ist, als sie bei der natürlichen Liebe sein kann. Diese zweite Liebesperiode dauerte Jahre lang, obwohl ich mit dem Gegenstande meiner Liebe nur wenig Tage zusammenwar und wir uns dann 15 Jahre lang nicht wiedersahen. Nach und nach erkaltete mein Gefühl und ich bin dann noch mehrere Male in rasender Liebe zu anderen Männern entbrannt, die, bis auf einen Fall, meine Altersgenossen waren.

Nie ist meine Liebe — gestatten Sie gütigst diesen Ausdruck für ein von dem grössten Theil der Menschheit verdammtes Gefühl — erwidert worden, nie habe ich mit einem Manne in einer Weise verkehrt, die das Tageslicht scheuen müsste, nie hat auch nur Einer ein mehr als gewöhnliches Interesse für mich gehabt, obwohl Einer der von mir umschwärmten Freunde mein geheimes Verlangen errieth. Und doch habe ich mich in glühender Sehnsucht nach Mannesliebe verzehrt. Meine Gefühle hiebei sind nach meiner Ansicht ganz die eines liebenden Weibes, und ich bemerke mit Entsetzen, dass meine sinnlichen Vorstellungen denen eines Weibes immer ähnlicher werden. In den Perioden, in welchen ich frei von einer bestimmten Liebe bin, artet mein Verlangen insofern aus, als ich bei meinen onanistischen Manipulationen ganz grobsinnliche Vorstellungen heraufbeschwöre. Hiegegen aber kann ich schliesslich noch ankämpfen. Ganz umsonst jedoch ist jeder Versuch, die Liebe zu unterdrücken. Ich leide gerade jetzt wieder seit Jahresfrist unter einer solchen Gefühlsüberschwenglichkeit und habe so viel über deren Eigenthümlichkeit gegrübelt, dass ich glaube, meine Empfindungen getreu schildern zu können. Mein Interesse wird stets durch körperliche Schönheit geweckt. Dabei habe ich die eigenthümliche Beobachtung gemacht, dass ich nie einen bärtigen Mann geliebt habe. Hier liegt die Annahme nahe, dass ich der sogen. Knabenliebe huldige. Das ist nicht richtig. Denn zu jenem sinnlichen Reiz tritt bei näherem Umgang ein seeliches Interesse. Und damit ist der Reigen der Qualen eröffnet. Ich werde von einer so tiefen Neigung erfasst, dass ich mit einer Art von Opferwilligkeit mich anschliesse. Man gewinnt Vertrauen zu mir und es könnte aus dieser Gegenseitigkeit eine so herzliche Freundschaft entstehen, wenn mir nicht auf dem Grunde meiner Seele der Dämon schlummerte, der mich drängt zu der innigsten Vereinigung, die nur zwischen Menschen verschiedenen Geschlechts erlaubt ist. Mein ganzes Wesen sehnt sich darnach, jede Fiber zuckt darnach, und in heisser, glühender Leidenschaft verzehre ich mich. Ich wundere mich, dass ich hier mit dürren Worten Empfindungen wiedergeben kann, die mein ganzes Innere durchwühlt haben. Freilich habe ich durch jahrelange Kämpfe lernen müssen, meine Neigung zu verbergen, zu lächeln, wo ich von Schmerzen zerrissen wurde. Denn da ich nie Gegenliebe fand, habe ich nur die Qualen der Liebe kennen gelernt. Eifersucht, wahnsinnige, den Verstand verdunkelnde Eifersucht auf Jeden und Jede, denen der von mir heimlich Geliebte auch nur einen freundlichen Blick zuwarf.

Ich habe zuletzt das seelische Moment betont, um zu zeigen, wie tief eingewurzelt mein abnormer Hang ist. Nie habe ich auch nur einen Hauch von sinnlicher Liebe zum anderen Geschlecht verspürt. Die Vorstellung, mit demselben sinnlich verkehren zu müssen, ist mir widerwärtig. Einige Male habe ich genug darunter gelitten, dass man mich der Liebe junger Mädchen versicherte. Wie jeder junge Mann habe ich die modernen geselligen Vergnügungen, darunter Tanz, reichlich genossen. Es gewährt mir Vergnügen, zu tanzen, aber wenn ich als Mädchen mit Männern tanzen könnte, würde ich erst glücklich sein.

Ich möchte noch einmal hervorheben, dass meine Liebe durchaus sinnlich ist. Wie sollte ich es sonst erklären, dass mir der Händedruck des Geliebten, oft sein blosser Anblick Herzbeklemmung und Erection verursacht! Ich habe alle Hilfsmittel aufgeboten, um diese „Liebe“ aus dem — sagen wir „Herzen“ — zu reissen. Ich habe versucht, durch Onanie sie zu betäuben, sie in den Schlamm zu ziehen, um mich darüber erheben zu können. (Vor etwa 10 Jahren habe ich während so einer Liebesepoche die Onanie verabscheut und die Empfindung gehabt, als veredle mich mein Liebesgefühl.) Ich habe jetzt noch den Wahn, dass, wenn mir der von mir Geliebte erklärte, er liebe mich wieder, er liebe, er liebe nur mich, ich gern auf sinnliche Befriedigung verzichten würde, und mich ausruhen könnte in treuen Armen. Aber das ist gewiss Selbstbetrug.

Hochgeehrter Herr! Ich habe einen verantwortlichen Beruf und ich glaube, versichern zu dürfen, dass mich mein abnormer Hang nie, und sei es auch nur um Haaresbreite, von der Pflicht, die ich ausüben muss, entfernen wird. Ich bin, bis auf diese Abnormität, nicht verrückt und ich könnte schliesslich zufrieden sein. Aber ich habe, namentlich im letzten Jahre wieder, zu viel gelitten, als dass ich nicht mit Grausen der Zukunft entgegen gehen sollte, die mir ganz gewiss nicht die Erfüllung des Wunsches bringen wird, der fortwährend unter der Asche glimmt, nämlich einen Geliebten zu besitzen, der mich versteht und wieder liebt. Ein solches Verhältniss allein würde mich wahrhaft innerlich beglücken. Ich habe sehr viel über den Ursprung meiner Abnormität nachgedacht, namentlich weil ich glaube annehmen zu müssen, dass sie mir nicht angeerbt ist. Ich glaube, dass die Onanie das eingeborene Gefühl zu lodernder Gluth entfacht hat. Längst hätte ich ja dem ganzen Elend ein Ende machen können, da ich durchaus keine Todesangst habe und in der Religion — die sich seltsamerweise aus meinem unreinen Herzen nicht zurückgezogen hat — keine Warnung vor dem Selbstmord finde. Aber das Bewusstsein, dass ich nicht allein die Schuld daran trage, dass ein Wurm mein ganzes, ganzes Leben von der Knospe an zernagt hat, ein gewisser Lebenstrotz, der mir gerade in letzter Zeit aus unsagbarem Kummer aufgekeimt ist, führt mich dahin, den Versuch zu wagen, ob sich nicht auf ganz neuer Basis doch noch ein bescheidenes Lebensglück aufführen lässt. Etwas, das das Herz füllt. Ich glaube, dass ich unter dem Einfluss ruhigen Familienlebens glücklich sein könnte. Aber ich darf Ihnen nicht verhehlen, dass mir der Gedanke an ein eheliches Zusammenleben mit einer Frau grässlich ist und dass ich diesen ganzen Versuch der Lebenswendung mit blutendem Herzen unternähme, weil ich dadurch radikal mit der Hoffnung bräche, die immer noch wach ist, nämlich mit dem Wahne, das Geschick könne mir doch noch das geträumte Glück zuführen.

Dieser Wahn ist mir so tief eingewurzelt, dass ich fürchte, nur hypnotische Suggestion könne mir helfen.

Können Sie mir einen Rath ertheilen, so würden Sie mich unendlich glücklich machen. Ihr dringendster Rath wird sich wohl auf die Einstellung der Onanie erstrecken. Wie gern ich ihm nachkäme! Aber wenn ich nicht direkte körperliche, etwa mechanische Mittel zur Hand habe, werde ich mich wohl von diesem Laster nicht losreissen können. Das um so weniger, weil ich fürchte, meine Natur habe sich durch Jahre lange Uebung daran gewöhnt. Die Folgen derselben sind mir freilich nicht erspart worden, wenn sie auch nicht so grausig sind, wie sie oft geschildert werden. Ich leide an geringgradiger Nervosität, bin zwar geschwächt, und büsse namentlich periodisch durch Verdauungsstörungen, kann aber noch ganz gut Strapazen aushalten und habe, wenn sie nicht zu gross sind, mein Vergnügen an ihnen. Ich bin verdüstert, kann aber recht vergnügt sein und habe zum Glück Freude an meinem Beruf und Interesse für Vielerlei, besonders Musik, Kunst, Belletristik. Weibliche Beschäftigungen habe ich nie getrieben.

Ich gehe, wie sich nach Obigem denken lässt, gern mit Männern, besonders mit schönen, um, bin aber nie in behagliche Beziehungen zu ihnen getreten. Trennt mich doch eine breite Kluft von ihnen.

Nachtrag. Ich fürchte, dass ich im Vorstehenden mein geschlechtliches Leben nicht genau genug präcisirt habe. Es besteht nur in Onanie, dabei lasse ich mich jedoch von fast all' den scheusslichen Vorstellungen beeinflussen, die mit Coitus inter femora, ejaculatio in ore u. s. w. bezeichnet werden.

Meine Rolle dabei ist passiv. Diese Vorstellungen ändern sich und gehen ganz in das Verlangen der Begattung über, wenn mich eine Leidenschaft in ihren Bann schlägt. Der Kampf gegen eine solche ist deshalb so furchtbar, weil auch meine Seele dabei betheiligt ist. Ich ersehne die engste, vollkommenste Verbindung, die zwischen zwei Menschen denkbar ist, stetes Beisammensein, gemeinsame Interessen, unbegrenztes Vertrauen, geschlechtliche Vereinigung. Ich denke mir, dass die natürliche Liebe sich hiervon nur durch den Grad der Wärme unterscheidet, der unter dem Siedepunkt unserer Leidenschaft zurückbleibt. Gerade jetzt kämpfe ich jenen Kampf wieder, mit Gewalt würge ich die wahnsinnige Leidenschaft hinunter, die mich nun schon so lange gefangen hält. Nächte lang wälze ich mich umher, von dem Bilde desjenigen verfolgt, für dessen Liebe ich alles hingeben würde, was ich habe. Wie tieftraurig ist es, dass das Edelste, was dem Menschen ward, die Freundschaft, durch gemeines Sinnengefühl verhindert wird!

Noch einmal möchte ich hervorheben, dass ich mich nicht entschliessen kann, durch geschlechtlichen Verkehr mit dem anderen Geschlecht mein Geschlechtsleben umzustimmen. Die Vorstellung von einem solchen Verkehr flösst mir Widerwillen, Ekel ein.

Beobachtung 12. Ich schreibe so gut es geht meine Leidensgeschichte nieder, einzig und allein von dem Bestreben geleitet, durch diese Autobiographie ein klein wenig zur Aufhellung des leider noch in so vielen Kreisen herrschenden Missverstehens und der grausamen Irrthümer über die „conträre Sexualempfindung“ beitragen zu können.

Ich bin 37 Jahre und stamme von Eltern, die beide sehr nervös waren. Ich erwähne dies nur, weil mir schon oft der Gedanke kam, dass meine conträre Sexualempfindung auf dem Wege der Vererbung entstanden sei; doch ist diese Behauptung nur eine sehr vage. Von meinen Grosseltern, die ich nicht kannte, möchte ich nur als bemerkenswerth anführen, dass mein Grossvater mütterlicherseits als grosser Don Juan bekannt war.

Ich war ein ziemlich schwächliches Kind und litt in meinen zwei ersten Lebensjahren sehr an sogen. Gichtern, in Folge deren auch mein Auffassungsvermögen und mein Gedächtniss gelitten haben mögen, da ich Dinge, die mich nicht interessiren, nur langsam und schwer lerne und das Gelernte leicht wieder vergesse. Erwähnen möchte ich auch, dass meine Mutter in der Zeit bevor ich zur Welt kam, heftigen seelischen Aufregungen unterworfen war und sehr oft erschrocken sein soll. Von meinem 3. Jahre an bin ich ganz gesund und bisher von grösseren Krankheiten verschont geblieben. Nur als Knabe von 12—16 Jahren hatte ich manchmal ganz eigenartige, nicht zu beschreibende Nervenempfindungen, die sich namentlich im Kopf und in den Fingerspitzen bemerkbar machten, und bei denen es mir war, als wollte sich mein ganzes Wesen auflösen. Seit vielen Jahren jedoch sind die Anfälle ganz ausgeblieben. Sonst bin ich ein ziemlich kräftiger Mann mit reichlichem Haarwuchs und von durchaus männlichem Wesen.

Schon als Knabe von 6 Jahren gelangte ich ganz selbstständig zur Onanie, der ich leider bis zu meinem 19. Jahre ziemlich heftig ergeben war, und zu der ich auch jetzt noch häufig, faute de mieux, meine Zuflucht nehme, trotzdem ich das Verwerfliche dieser Leidenschaft einsehe und mich auch jedesmal ziemlich geschwächt fühle, während mich ein geschlechtlicher Verkehr mit einem Manne nicht im geringsten angreift, sondern mir im Gegentheil ein Gefühl des Gekräftigtseins verschafft. Mit 7 Jahren begann ich die Schule zu besuchen und empfand bald für einige meiner Mitschüler eine heftige Sympathie, die mir aber nicht weiter auffiel. Im Gymnasium wurde ich mit 14 Jahren von meinen Mitschülern über das mir bis dahin gänzlich unbekannte Geschlechtsleben der Menschen aufgeklärt, ohne mich jedoch sehr für die Sache zu interessiren. Zu dieser Zeit trieb ich auch mit 2—3 Freunden mutuelle Onanie, zu welcher diese mich verleitet hatten und die für mich einen ungeheuren Reiz besass. Noch immer war ich mir der Perversität meines Geschlechtstriebes nicht bewusst, sondern hielt meine Vergehen für Jugendsünden, wie sie von allen Knaben in diesem Alter begangen würden. Das Interesse für das weibliche Geschlecht, dachte ich mir, würde sich schon mit der Zeit einstellen. So wurde ich 19 Jahre. Während der folgenden Jahre war ich dreimal, das eine Mal in einen sehr schönen Schauspieler, dann in einen Bankangestellten und einen meiner Freunde, von denen die beiden letzteren nichts weniger als schöne, sinnlich bestechende Menschen waren, bis zum Wahnsinn verliebt, welche Liebe aber nur eine rein platonische war, die sich gelegentlich zu glühenden Gedichten verstieg. Es war vielleicht die schönste Zeit meines Lebens, da ich Alles mit reinen unschuldigen Augen ansah. Im 21. Jahre fing ich an, allmählig zu merken, dass ich denn doch nicht so ganz wie meine Kameraden veranlagt sei, da ich für alle männlichen Beschäftigungen gar kein Vergnügen empfand, an Rauchen, Trinken und Kartenspielen wenig Gefallen und vor dem Bordell eine wahre Todesangst hatte. Ich bin auch nie in einem gewesen, da es mir jedesmal gelang, mich unter irgend einem Vorwande wegzustehlen. Ich begann nun über mich nachzudenken, ich fühlte mich oft fürchterlich verlassen, elend und unglücklich und sehnte mich nach einem gleich veranlagten Freunde, ohne jedoch auf den Gedanken zu kommen, es könne noch ausser mir ebensolche Menschen geben. Mit 22 Jahren lernte ich einen jungen Menschen kennen, der mich endlich über die conträre Sexualempfindung und die damit Behafteten aufklärte, da er, ebenfalls Urning, in mich verliebt war. Wie Schuppen fiel es mir von den Augen und ich segne den Tag, der mir diese Aufklärung brachte. Von da an sah ich die Welt mit ganz anderen Augen an, sah, wie vielen Menschen gleich mir dasselbe Loos beschieden war, und fing an zu lernen, mich mit eben diesem Loose, so gut es geht, abzufinden. Leider ging es sehr schlecht und es ergreift mich oft jetzt noch eine Verbissenheit und ein tiefer Hass über die modernen Einrichtungen, die uns arme Urninge so schrecklich stiefmütterlich behandeln. Denn was ist unser Loos? In den meisten Fällen werden wir nicht verstanden, werden verspottet und verachtet, und wenn es gut geht und man uns in einigen seltenen Fällen versteht, so werden wir bemitleidet wie arme Kranke oder Wahnsinnige — und Mitleid hat mich von jeher krank gemacht. Ich fing nun an Komödie zu spielen, um meine Mitmenschen über mein Seelenleben zu täuschen, und es gewährte mir jedesmal eine grosse Befriedigung, wenn mir dies gelang. Ich lernte auch mehrere Schicksalsgenossen kennen, mit denen ich Verhältnisse anknüpfte, die leider aber immer nur von kurzer Dauer waren, da ich sehr ängstlich und vorsichtig, dabei aber auch sehr wählerisch und verwöhnt war.

Päderastie habe ich stets gänzlich verabscheut, als etwas Menschenunwürdiges, und ich wünschte nur, dass alle meine Schicksalsgenossen es ebenso thäten; leider ist dies bei so Manchen nicht der Fall, denn dächten Alle gleich mir darüber, so würde uns die Verachtung und der Spott der anders empfindenden Menschen noch ungerechter treffen als bisher.

Dem geliebten Mann gegenüber fühle ich mich vollständig als W e i b, weshalb ich mich auch beim Geschlechtsakt ziemlich passiv verhalte. Ueberhaupt ist mein ganzes Empfinden und Fühlen weiblich; ich bin eitel, coquett, putz- und gefallsüchtig, liebe es, mich schön zu kleiden und greife in Fällen, wo ich gefallen will, sogar zu Toilettekünsten, in denen ich ziemlich bewandert bin.

So wenig ich mich für Politik interessire, ebenso leidenschaftlich liebe ich Musik, und bin ein begeisterter Anhänger Richard Wagners, welche Vorliebe ich bei den Meisten von uns bemerkt habe; ich finde, dass gerade diese Musik unserem Wesen so sehr entspricht.

Ich spiele ziemlich gut Violine, lese gern und viel, doch sonst habe ich wohl für wenig Anderes Interesse; wie mir überhaupt alles Uebrige im Leben so ziemlich gleichgiltig ist in Folge der tiefen Resignation, die sich meiner immer mehr bemächtigt.

Obwohl ich Grund hätte, mit dem Schicksal zufrieden zu sein, da ich in gesicherter Stellung als Techniker in einer grossen Stadt Deutschlands lebe, habe ich doch keine Freude an meinem Beruf. — Am liebsten wäre es mir, wenn ich gänzlich unabhängig und frei mit einem geliebten Wesen schöne Reisen machen könnte und sonst der Musik und Literatur leben könnte, namentlich dem Theater, das mir als eines der grössten Vergnügen erscheint. Intendant einer Hofbühne zu sein, denke ich mir ganz annehmbar.

Der einzige Stand oder Beruf, der mir wirklich wünschenswerth erscheint, ist der eines grossen Künstlers, sei es Sänger, Schauspieler, Maler oder Bildhauer, was immer; und fast noch schöner däucht es mich, auf einem Königsthron geboren zu sein, welcher Wunsch meiner ausgeprägten Herrschsucht entspricht. (Wenn es wirklich eine Seelenwanderung gibt, ein Capitel, mit dem ich mich viel beschäftige und das mir sehr einleuchtend erscheint, so muss ich schon irgend einmal als Imperator oder sonst irgend ein Beherrscher gelebt haben.) Zu all' dem muss man aber geboren sein und da ich das nun eben nicht bin, fehlt mir ja der Ehrgeiz für sogenannte gesellschaftliche Ehren und Auszeichnungen.

Was meine Geschmacksrichtung anbelangt, so muss ich einen leidigen Zwiespalt in derselben erwähnen. Schöne, geistig sehr begabte junge Männer. von wenigstens 20 Jahren, die gesellschaftlich auf derselben Stufe wie ich stehen müssen, scheinen mir für eine mehr platonische Liebe wie geschaffen, doch begnüge ich mich da vollkommen mit einer aufrichtigen allerdings sehr idealen Freundschaft, die selten über einige Küsse hinausgeht. Sinnlich reizen aber können mich nur derbere und kräftigere Männergestalten, die mindestens ebenso alt wie ich sind und geistig und gesellschaftlich unter mir stehen müssen. Der Grund für diese sonderbare Erscheinung mag darin liegen, dass mein ziemlich stark ausgeprägtes Schamgefühl und die mir angeborene Aengstlichkeit und Zurückhaltung bei mir gleichstehenden Männern als Hemmungsvorstellung wirkt, so dass ich es in diesen Fällen nur schwer und selten zu einer geschlechtlichen Erregung bringe. Dass ich sehr unter diesem Zwiespalt leide, ist erklärlich, da ich immer in Angst bin, mich diesen einfachen unter mir stehenden Leuten, die oft für's Geld zu haben sind, zu offenbaren. Stelle ich mir doch nichts fürchterlicher vor, als einen Skandal, der mich sofort zum Selbstmord treiben würde. Denn ich kann es mir nicht schrecklich genug denken, so plötzlich durch eine kleine Unvorsichtigkeit oder eine Bosheit des ersten, besten Menschen vor der ganzen Welt gebrandmarkt dazustehen und eigentlich nichts dafür zu können. Denn was thun wir denn Anderes, als alle übrigen normal veranlagten Menschen mindestens ebenso häufig ungenirt und ohne Schande thun dürfen; dass wir aber eben nicht so empfinden wie die grosse Menge, ist ja nicht unsere Schuld, sondern ein grausames Spiel der Natur.

Unzählige Male habe ich mir schon den Kopf zerbrochen, ob denn die Wissenschaft und in ihr einige frei und vorurtheilslos denkende Männer kein Mittel ersinnen könnten, um uns Stiefkindern der Natur eine nur einigermassen erträglichere Stellung vor dem Gesetz und den Menschen zu verschaffen. Doch jedesmal kam ich zu demselben traurigen Resultate, dass man eine Sache, für die man in die Schranken tritt, doch wohl zuerst genau kennen und erklären können muss. Und wer ist bis heutzutage im Stande, die conträre Sexualempfindung genau zu erklären und zu definiren? Und doch muss es irgend eine richtige Erklärung dafür geben, irgend einen Weg, auf dem man der grossen Menge ein milderes und vernünftigeres Urtheil über dieselbe beibringt, vor Allem das eine wenigstens, dass man die conträre Sexualempfindung nicht gleichbedeutend mit Päderastie hält, wie dies leider von den Meisten, ich möchte sagen von Allen geschieht. Man würde sich durch so eine That ein unaustilgbares Denkmal in der Dankbarkeit tausender lebender und zukünftiger Menschen setzen, denn Urninge hat es gegeben, gibt es und wird es geben zu allen Zeiten und in grösserer Anzahl, als man vielleicht vermuthet.

In Wilbrand's Buch: „Fridolins heimliche Ehe" finde ich eine ganz annehmbare Theorie über diesen Gegenstand ausgesprochen, indem ich selbst schon wiederholt zu beobachten Gelegenheit hatte, dass nicht alle Urninge gleich stark mannliebend sind, sondern dass es da unzählige Unterabtheilungen gibt, von dem weibischsten Mann bis zum conträr sexualen Menschen, der ebenso oft und gern für weibliche Reize empfindet. Dies mag auch den sogen. Unterschied zwischen angeborener und erworbener conträrer Sexualempfindung erklären, der nach meiner unmassgeblichen Ansicht gar nicht besteht. Doch habe ich bei allen 55 Individuen, die ich in den drei Jahren seit meiner Aufklärung über diesen Gegenstand kennen gelernt habe, dieselben Temperaments-, Gemüths- und Charaktereigenschaften angetroffen; fast alle sind mehr oder minder Idealisten, rauchen wenig oder gar nicht, sind bigott, eitel, gefallsüchtig und abergläubisch und vereinen überhaupt (ich muss es leider gestehen) mehr die Fehler und Schattenseiten beider Geschlechter als deren gute Eigenschaften. Dem Weib in seiner geschlechtlichen Rolle gegenüber fühle ich einen wahren Horror, den zu überwinden mir selbst mit Aufgebot meiner ganzen äusserst lebhaften Phantasie wohl nie gelingen würde; ich habe es auch noch niemals versucht, weil ich von der Fruchtlosigkeit eines solchen Versuches, der mir widernatürlich und sündhaft erscheint, vollkommen überzeugt bin.

In rein gesellschaftlichen und freundschaftlichen Verhältnissen verkehre ich ganz gern mit Frauen und Mädchen und bin auch ein in Damenkreisen gern gesehener Gesellschafter, da ich mich sehr für Damenmoden interessire, und mit viel Geschick von derartigen Sachen zu sprechen weiss. Ich kann überhaupt, wenn ich will, sehr heiter und liebenswürdig sein, doch ist diese meine Conversationsgabe meist nur Comödienspiel, das mich stets sehr ermüdet und angreift. Für weibliche Arbeiten habe ich von jeher ein grosses Geschick und Interesse gezeigt, habe als Kind bis zu meinem 13. Jahre leidenschaftlich gern mit Puppen gespielt, denen ich selbst die Kleider nähte und auch jetzt noch gewährt es mir viel Vergnügen, schöne Stickereien anzufertigen, was ich leider allerdings nur im Geheimen thun kann. Eine ebenso heftige Vorliebe habe ich für Nippes, Photographien, Blumen, Süssigkeiten, Toilettegegenstände und derartigen Weibertand, und gleicht mein Zimmer, das ich mir ganz allein eingerichtet und dekorirt habe, ganz dem ziemlich überladenen Boudoir einer Dame.

Als besondere Merkwürdigkeit möchte ich noch erwähnen, dass ich nie an Pollutionen gelitten habe. Ich träume sehr viel und sehr lebhaft, fast jede Nacht, und haben gelegentliche lascive Träume nur Männergestalten zum Inhalt, doch wache ich aus denselben immer auf, bevor es zu einer Ejaculation kommt. Eigentlich bin ich geschlechtlich nicht sehr bedürftig, und es gibt bei mir Perioden von 4–6 Wochen, wo der Geschlechtstrieb sich fast gar nicht geltend macht. Leider sind diese selten und es folgt ihnen gewöhnlich ein um so heftigeres Erwachen dieses so mächtigen Triebes, der, wenn er nicht befriedigt wird, mir heftige körperliche und geistige Beschwerden verursacht. Ich werde dann übellaunig, missgestimmt, empfindlich, reizbar und menschenscheu, welche Eigenschaften aber bei der ersten besten Gelegenheit, bei der ich meinen Geschlechtstrieb befriedigen kann, wieder weichen. Ueberhaupt muss ich erwähnen, dass meine Laune im Tag oft bei den geringfügigsten Anlässen mehrmals wechseln kann; sie ist wie das Aprilwetter.

Ich tanze gut und gern, doch liebe ich den Tanz nur seiner rhythmischen Bewegung halber und wegen meiner Vorliebe für die Musik.

Zum Schluss möchte ich noch etwas bemerken, was jedesmal meinen Unwillen erregt. Man hält uns allgemein für krank und das ist gänzlich unrichtig. Denn für jede Krankheit gibt es ein Heil- oder Linderungsmittel, und einem Urning kann keine Macht der Welt seine perverse Naturanlage nehmen. Selbst die mit vielem scheinbaren Erfolge angewendete Suggestion kann keine anhaltende Veränderung in dem Seelenleben eines Urnings hervorrufen. Man verwechselt bei uns Wirkung und Ursache. Man hält uns für krank, weil die meisten von uns es mit der Zeit auch wirklich werden. Ich bin fest überzeugt, dass $^2/_3$ von uns im späteren Alter, wenn sie ein solches überhaupt erreichen, irgend einen geistigen Defekt haben und dies ist auch nur zu leicht erklärlich. Denn was für eine Willenskraft und was für Nerven gehören dazu, um sich sein ganzes Leben lang fortwährend zu verstellen, zu lügen und zu heucheln. Wie oft muss man im Kreise von Normalmenschen, wenn zufällig die Rede auf die conträre Sexualempfindung kommt, einstimmen in die Schmäh- und Schimpfreden, während einen jedes dieser Worte bis in's Innerste verwundet. Andererseits stets die langweiligen und unanständigen Witze und Gespräche über Weiber etc. anhören zu müssen, die ja heutzutage in der sogenannten „guten Gesellschaft“ gang und gebe sind, und dafür Interesse und Aufmerksamkeit zu heucheln! Täglich, stündlich so viele schöne Männergestalten zu sehen, denen man sich nicht offenbaren kann, oft Wochen und Monate lang des Freundes entbehren zu müssen, dessen Verkehr wir so sehr bedürfen und dazu noch fortwährend die fürchterliche Angst, sich vor den Menschen zu verrathen und dann dazustehen mit Schmach und Schande bedeckt. Es ist wirklich kein Wunder, wenn die meisten von uns zu keiner ernsten Berufsarbeit fähig sind, denn wir brauchen unsere ganze Willenskraft und Ausdauer im Kampfe mit unserem traurigen Geschick. Wie schädlich für unsere Nerven, stets alle seine Gedanken und Gefühle in sein Inneres verschliessen zu müssen, wo dann unsere ohnehin lebhafte Phantasie, durch all' das genährt, um so rastloser arbeitet, so dass man einen steten Feuerheerd in sich herumträgt, der einen nur zu oft zu verzehren droht. Glücklich diejenigen von uns, denen nie die Kraft versagt, so ein Leben weiter zu führen, glücklich aber auch diejenigen, die es bereits überwunden haben.